L'Equilibre de l'Immunité

Cécile Ellert- APAhad

Energie, Cuisine et Aromathérapie

Plans d'action étapes par étapes

Détox quotidienne pour tous

L'autre façon d'aborder l'auto-immunité

CLUB EQUILIBRE
NATUREL

L'Essentiel de l'Immunité

Cécile Ellert - APAhad

Table des matières

Avant propos

A l'heure où une incontrôlable épidémie de maladies chroniques et auto-immunes touche de plus en plus de femmes et d'enfant dans le monde occidental, il est temps de considérer la racine du mal : la toxicité.

Plus j'avance dans ma pratique d'aromathérapeute, plus il me semble logique que la solution réside dans une action préventive quotidienne, puisqu'agression quotidienne il y a. En effet, la toxicité nous guette si complètement et inévitablement qu'à moins de combiner le plus de moyens possibles de la neutraliser, sinon de l'éliminer, nous sommes condamnés à la subir, quoi que nous fassions pour nous en protéger.

En effet, la grande majorité de nos déséquilibres, inclus les maladies auto-immunes, prennent racine dans diverses formes de toxicité, qu'elle soit due à notre alimentation, à notre environnement ou aux substances chimiques diverses qu'on nous habitue à consommer.

Nous n'avons pas de grands moyens de nous protéger de la pollution environnementale, celle que nous buvons et respirons.

Par contre, nous avons les moyens de contrôler ce que nous faisons entrer dans notre corps, en particulier lorsqu'il s'agit de lui donner de quoi fonctionner sans heurts et dans les meilleurs conditions.

Or, à moins d'une éducation de base et d'une cuisine faite à la maison, les meilleurs conditions en questions ne peuvent être réunies.

Cela n'est pas un scoop...tous ceux qui ont entrepris de vaincre une maladie chronique ou auto-immune l'ont compris et entrepris de changer leur style de vie.

Et ils ont aussi compris toute l'ampleur que prend cette entreprise.

Environnement, profit et toxicité

Aujourd'hui, si l'on veut se donner les moyens de passer entre les gouttes de tout un système de soin dominé par la toxicité des médicaments et les règles du profit de nombreuses industries, *nous n'avons plus d'autre choix que d'apprendre à cuisiner.*

Pourquoi?

Simplement parce que la majorité des problèmes de santé d'aujourd'hui, qu'ils aient pour conséquence **une propension à prendre du poids** et à **développer les pathologies qui en découlent**, ou qu'ils soient **provoqués par un appauvrissement général de la valeur nutritionnelle** et de la biodisponibilité de nos aliments modernes, sont liés de très près à ce que nous mettons dans notre assiette et en particulier, aux aliments transformés, industriels.

Tout notre système hormonal peut être profondément déséquilibré par notre alimentation.

Ne pas tenir compte de ce facteur essentiel rend toute forme de traitement, qu'il soit naturel ou pas, complètement bancal et voué à l'échec.

Tout le monde sait que notre système d'alimentation moderne fournit une abondance d'hydrates de carbones de mauvaise qualité et des produits sucrés excessivement caloriques, disponibles en permanence.

Ceux qui les consomment régulièrement subissent l'addiction à ces produits, leur toxicité, l'impact de leurs calories vides de nutriments, et le syndrome du «suralimenté et sous-nourri». L'obésité n'en est que l'aspect visible! Elle n'est que le sommet de l'iceberg, la montagne de maux qui l'accompagnent.

Les personnes qui en souffrent le plus ne cuisinent pas plus qu'elles ne pratiquent une forme de prévention. C'est tout simplement par ignorance des risques encourus et par manque d'éducation sur le sujet.

Ces personnes là ont besoin qu'on leur disent tout!

Qu'on leur explique qu'elles doivent non seulement **cuisiner des produits choisis avec soin en fonction de leurs besoins,** mais qu'elles peuvent **y associer tout une collection d'huiles essentielles** qui vont participer à la bonne marche de leur organisme malgré le stress et la pollution qui nous assaillent.

Aujourd'hui, lorsque quelqu'un a besoin de maigrir pour sauver sa vie, on lui inflige un régime hypocalorique, des quantités réduites, la faim au ventre et le souvenir de son addiction à la nourriture.

Vivre plus longtemps, oui, mais dans quelles conditions? Pourquoi se priver d'une grande partie des plaisirs : ceux de la table?

Ici, nous allons y associer les pouvoirs de l'aromathérapie holistique et de la détoxification.

Pourquoi l'aromathérapie holistique?

L'aromathérapie holistique est une technique de guérison autant qu'un merveilleux art de vivre. Cependant, cet art est devenu si étranger à notre façon de vivre actuelle qu'il réclame une forme de rééducation pour intégrer vos automatismes. C'est ce que je vous propose ici.

Créer des automatismes qui donneront une nouvelle dimension énergétique à ce que vous mangez, respirez, pensez, ressentez, en un mot, à ce que vous vivez.

Une vibration élevée est ce qui rend votre vie digne d'être vécue, transmise et partagée. Pour cela, les huiles essentielles sont un moyen imparable.

Les huiles essentielles doivent faire partie de votre vie et que vous profitiez de leur pouvoir régénérant sans avoir à y penser, pour qu'il vous soit aussi naturel de les côtoyer que boire, manger et respirer...

Vous méritez de découvrir une nouvelle énergie, une nouvelle vibration que seules des substances naturelles réclamées par votre corps peuvent vous apporter.

Je ne vous cache pas que le but ici est de **vous faire oubliez les réflexes inculqués par l'usage des médicaments** qui réclament que vous attendiez d'être envahi par les toxines, donc, malade, pour tenter de faire taire les réclamations de votre corps.

Utiliser les huiles essentielles réclame une autre attitude : celle de faire plaisir à votre organisme, celle de vous reconnecter avec votre nature, donc celle de l'aider à bien fonctionner à se nettoyer pour ne pas tomber malade.

Peut être le savez vous déjà, les huiles essentielles sont dotées d'une intelligence homéostatique (régulatrice) qui leur permet une action sur mesure en fonction de nos besoins.

Ce qui est inutile est éliminé sans laisser de trace...C'est pourquoi il est parfaitement adéquat d'avoir grâce à l'emploi des huiles essentielles quotidien une approche équilibrante préventive pour toute la famille, complémentaire à une approche totalement sur mesure en cas de besoin.

Il s'agit ici de vous donner les bons réflexes...je ne vous cache pas que ce sont vos lettres et commentaires qui m'en ont fait prendre conscience...Vous aimeriez bien utiliser les huiles essentielles, mais vous attendez d'être malade pour vous demander comment faire!

N'attendez pas.

Le simple fait de vous y habituer quotidiennement vous éloigne de la maladie bien plus surement que la pomme qui vous éloigne du médecin...

Voici quelques formules, recettes et explications pour toute la famille.

Il n'y a pas de secret : **il faut rester pratique et pour cela, quoi de mieux que de faire intervenir la cuisine?**

Vous savez peut être déjà combien c'est un sujet qui m'est cher...et si vous avez déjà essayé mes recettes antifongiques, vous vous doutez que celles-ci devraient revenir souvent sur votre table.

Sans rentrer dans des détails techniques trop compliqués à appliquer, voici des pages et des pages de remèdes aromatiques, des plans d'action auxquelles vous allez pouvoir associer les choix d'aliments dont vous avez besoin.

Vous vous devez de protéger l'équilibre de votre immunité, que vous soyez malade ou encore en bonne santé.

Alors agissez dès maintenant...vous disposez de tous les outils.

Bien amicalement,

Cécile Ellert

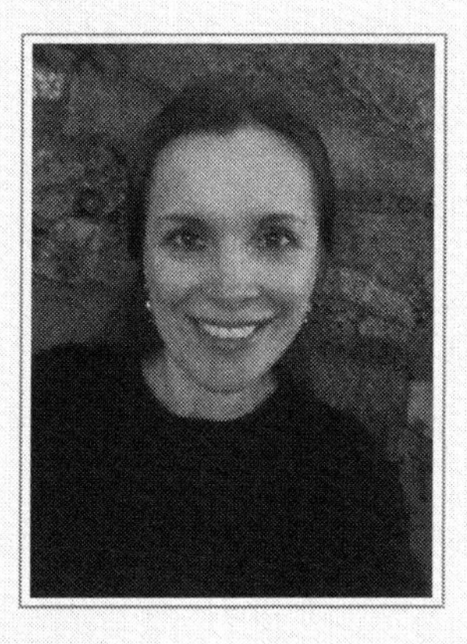

Introduction

ou

Comment utiliser ce livre

A la question "Comment utiliser ce livre" j'ai envie de dire : en le lisant vraiment!

C'est plus fort que moi, j'ai toujours besoin de donner des éléments de bases indispensables à mon lecteur. Le but est de permettre la compréhension la plus complète des informations cruciales qui vont suivre, donc, d'**éviter les omissions**, d'inciter au plus de cohérence possible dans l'action.

Ce livre n'échappera pas à cette règle :

Dans une première partie, le chapitre "nez, bouche etc..." vous explique comment les huiles essentielles agissent sur votre cerveau, puis tous vos systèmes, qu'ils soient hormonales, immunitaires ou nerveux..pour n'en citer que quelques uns.

Comprendre l'action d'une huile essentielle

C'est un chapitre qui vous explique ce qui se passe lorsque vous respirer une huile essentielle, jusque dans vos émotions. Or, si l'on considère combien les émotions agissent sur votre comportement et la prise de vos décisions, on comprend très vite combien la bonne utilisation des huiles essentielles peut changer votre vie.

J'y consacre un chapitre en fin de livre.

Donc, je ne faites pas l'erreur de négliger l'aspect holistique de l'usage des huiles essentielles. Commencez par y porter votre attention.

Comprendre la sécurité d'emploi des huiles essentielles

Un mini cours sur l'emploi des huiles essentielles et d'autre produits qui en sont issus. Comment on les mélanges entre elles, avec quoi, quand, sur qui.

Et puis surtout, comment on les utilise dans la cuisine.

Dans une seconde partie, nous rentrons dans le vif du sujet avec la **présentation des grands acteurs impliqués de près dans notre équilibre interne et psycho-émotionnels** : la toxicité, les métaux lourds, la flore intestinale, la constipation, l'auto-immunité.

Il sont les facteurs qui interviennent dans la nouvelle image de la santé de ce siècle : des enfants en moins bonne santé que leurs parents.

Ils sont ce que vous devez impérativement comprendre avant d'aborder les outils qui vont vous permettre d'agir massivement pour vous protéger des grandes épidémies de ce siècle et travailler à vous en nettoyer.

La troisième partie de ce livre concerne la phase d'action, celle que je pourrais appeler : **plus propre, jour après jour**! Car il s'agit de cela.

Mais pas dans le sens Coluchien de "plus blanc que blanc", plutôt dans le sens "choisissez mieux vos bactéries".

Donc, ce plan d'action va vous aider à vous nettoyer de vos toxines pour qu'elles cessent d'entretenir l'inflammation dans votre corps. Là est la clé.

Mais comme nous sommes continuellement exposé à toute forme de pollution toxique, il faut agir là où on le peut, ce qui signifie :

- cuisiner soi même,
- soigner son ventre,
- remplacer le mauvais par le bon,
- savoir éliminer,
- utiliser les bons outils,
- savoir se nettoyer de l'intérieur,
- savoir vivre sans médicaments, en particulier durant la grossesse et l'enfance.

Utilisez les nombreuses recettes que je donne ici pour **éviter les grandes addictions au blé, aux produits laitiers et au sucre** à vos enfants. Je sais, il s'agit souvent d'une vaste rééducation du palais autant que des comportements.

Autre sujet incontournable : savoir se motiver et utiliser le pouvoir créateur de nos émotions.

Il se peut que vous ayez besoin de commencer par là : vous motiver! Contrôler vos émotions!

Vous pouvez aussi commencer par consulter la liste des outils que je donne en fin de livre : j'ai fait les courses pour vous.

Vous n'avez plus qu'à cliquer sur les liens pour accéder à tout ce dont vous avez besoin en terme de matériel bizarre, de suppléments difficiles à trouver, et bien sur, d'huiles essentielles et de livres.

Mais pour le moment, ne sautez pas **les 8 chapitre qui suivent, lisez-les attentivement,** car de leur compréhension dépend la façon dont vous aller tirer partie des enseignements de ce livre et surtout, les bénéfices sur votre santé.

CHAPITRE 1

Quelques mots sur l'aromathérapie

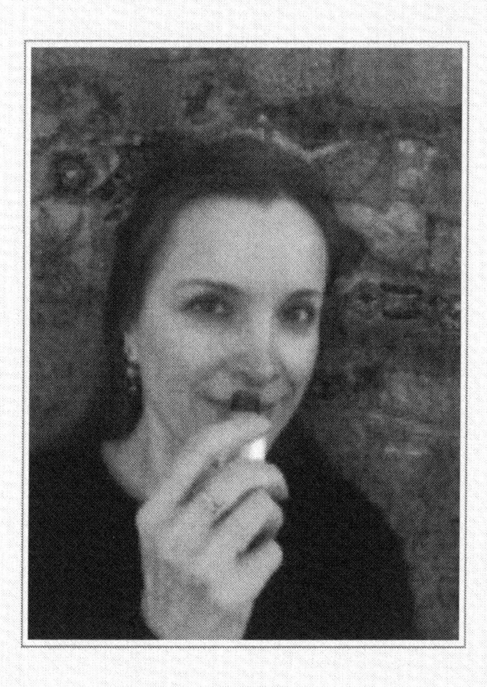

L'aromathérapie, c'est l'usage contrôlé des huiles essentielles thérapeutiques (l'essence des plantes) par diverses méthodes dans le but d'améliorer à la fois notre bien être physique et notre équilibre émotionnel.

Contrairement aux idées reçues, en tant que thérapie holistique complémentaire entièrement naturelle, **l'aromathérapie peut être utilisée sans interférences et en tout sécurité en conjonction avec des méthodes médicales conventionnelles.**

Que sont les huiles essentielles?

L'huile essentielle se trouve dans la sève de la plante.

C'est la force vitale de la plante, responsable de sa croissance, de son métabolisme, de son immunité et donc de sa capacité à se défendre des bactéries et des organismes indésirables.

Cette substance est très odorante, volatile et principalement extraite par distillation depuis des fleurs, feuilles, brindilles, écorces, racines, résines, graines et fruits.

La science a montré que les huiles essentielles possèdent des propriétés médicinales variées et très puissantes, telles que l'action anti-virale, anti-bactérienne, anti-infectieuse, anti-inflammatoire, anti-douleur, relaxante, calmante, apaisante et stimulante.

Lorsqu'elles sont combinées entre elles et utilisées par le biais de méthodes telles que l'inhalation, la diffusion, le massage, la compresse, le bain etc... les huiles essentielles deviennent des outils propres à rééquilibrer un organisme, un problème physique ainsi qu'émotionnel.

La sécurité des huiles essentielles

Lorsque vous achetez des huiles essentielles, assurez vous qu'elles sont 100% pures (non synthétiques, non reconstituées)

- **Une huile essentielle conserve ses propriétés pendant un à deux ans,** alors assurez vous de connaître sa date de production, qu'elle soit contenue dans un flacon en verre opacifié, muni d'un compte goutte.

- Conservez vos huiles essentielles à l'abri du soleil, de la chaleur et de l'air.

- Sauf expressément prescrites, les huiles essentielles ne doivent pas être prises en oralement, ce qui ne s'inscrit pas dans la procédure d'administration de l'aromathérapie holistique.

- Sauf dans les cas de l'Arbre à thé, de la Lavande, du Bois de santal et du géranium, une huile essentielle doit toujours être diluée dans une huile de base avant d'être appliquée sur la peau.

Si une huile entre en contact avec les yeux ou entraîne une irritation, nettoyez la zone concernée avec du lait entier puis de l'eau. **Sur la peau, appliquez un mélange d'huile de base et de rose otto à faible dilution.**

- Lorsque vous utilisez des huiles photo-sensibles comme la Bergamote, le citron, le pamplemousse, l'orange, attendez 12 heures avant de vous exposer au soleil.

- Si vous êtes enceinte, référez vous aux pages consacrées à l'aromathérapie de la grossesse pour choisir vos huiles essentielles.

- Dans le doute, avant d'utiliser un mélange, consultez un aromathérapeute qualifié.

- Les huiles essentielles sont un excellent moyen de soulager les enfants d'une multitude de maux, aussi assurez vous que vous connaissez les ratios de dilution des huiles en fonction de l'âge en consultant les pages sur l'aromathérapie des enfants.

Les règles de dilution

Que ce soit avec une crème, une huile de base, un gel ou une lotion, il y a des ratios "HE-base" à respecter pour ne pas risquer d'irriter la peau ou inutilement surdoser un mélange.

• Pour une **application locale,** une crème pour le visage par exemple, un massage du dos ou des pieds, **sur un adulte**, le ratio est de 5%, c'est à dire, 5 gouttes d'HE dans 5ml de base.

• Dans le cas d'une personne souffrant de cancer, il faut utiliser le ratio le plus bas, celui des bébés.

• Ratio HE-base pour **application locale pour les bébés** : 1%, c'est à dire, 1 goutte d'HE dans 5 ml de base.

• Ratio HE-base pour **application locale pour les enfants de 3 à 10 ans** : 3%, c'est à dire 3 gouttes dans 5ml de base.

• Ratio HE-base pour un **massage intégral pour adulte** : 2.5%, soit 10 gouttes d'HE dans 20 ml de base

• Ratio HE-base pour un **massage intégral pour enfant de 3 à 10 ans** : 2%, soit 4 gouttes d'HE dans 10 ml de base.

Que sont les huiles de base?

En aromathérapie holistique, nous administrons les huiles essentielles par la peau, soit localement, soit au cours d'un massage thérapeutique du corps entier.

Nous choisissons une huile de base pour y diluer la formule d'huiles essentielles que nous devons administrer.

Les huiles de base sont des huiles végétales extraites de fruits des végétaux tels que noix, amandes, pépins, graines, pulpe etc…

Ces huiles possèdent toutes des propriétés qui leurs sont propres, elles sont vivantes et doivent être extraites mécaniquement, par première pression à froid.

N'utilisez donc jamais une huile extraite à chaud, par solvant ou raffinée : elles ne possèdent plus aucune propriété nutritive et peuvent même être toxiques.

Comme les huiles essentielles, les huiles de base n'aiment ni la chaleur, ni la lumière, ni l'oxygène. Gardez les dans des bouteilles en verre dépoli.

Une huile de base doit être fraîche, transparente, fluide. Si son odeur est rance, ne la conservez pas.

Quelques huiles de base courantes parmi mes favorites

- l'huile de pépin de raisin (Vitis vinifera)

Régénératrice et astringente, convient à toutes les natures de peau, qu'elles soient grasses, matures, abimées, comme elle est très bien absorbée par la peau, elle ne laisse pas de film gras sur la peau. Elle rancit facilement, aussi veillez à la conserver dans un endroit frais.

- L'huile de sésame (Sesamum indicum)

Régénératrice, apaisante, adoucissante, elle contient un filtre solaire naturel, c'est pourquoi nous l'utilisons beaucoup dans les pays ensoleillés. Elle convient aux eaux sèches et irritées, mais c'est tout de même une très bonne base de massage en général.Évidemment, il s'agit ici de l'huile crue, dont les grains n'ont pas été grillés...

- L'huile de noyaux d'abricots (Prunus armeniaca)

Régénératrice, tonifiante, nourrissante, adoucissante et contient un filtre solaire naturel.

Elle convient à toutes les peaux, grasses, sèches, matures, ridées ou abimées, elle est très bien absorbée par la peau et ne graisse pas.

- L'huile de macadamia (Macadamia integrifolia)

Régénératrice, nourrissante, protectrice, apaisante, adoucissante, cicatrisante.

Elle convient à toutes les peaux, sèches , grasses, sensibles, irritées, abîmées, matures, gercées, et même aux peaux vergeturées. C'est une bonne huile cicatrisante. Elle est très bien absorbée par la peau, ne laisse pas de film gras et ne rancit pas!

- L'huile de germe de blé (Tricticum vulgare)

Cette huile ne s'utilise pas seule pour un massage intégral car elle est assez épaisse et n'est pas bien absorbée par la peau, mais elle convient très bien seule pour des applications locales nécessitant un soin cicatrisant et réparateur.

Très régénératrice, apaisante, adoucissante et anti-inflammatoire, elle convient bien aux peaux abimées, sèches, matures, ridées, et aux vergetures. Elle contient un filtre solaire naturel.

Elle est sensible à la chaleur et peut rancir, le mieux est de la garder au réfrigérateur.

- L'huile d'avocat (Persea gratissima)

Régénératrice, assouplissante, hydratante, protectrice, tonifiante, elle convient bien aux peaux sèches, matures, fragiles, et sujettes à l'eczéma.

Cette huile est trop épaisse pour être utilisée seule, et elle est déconseillée aux peau grasses, mais elle ne laisse pas de film gras.

- L'huile de jojoba (Simmondsia chinensis)

Cette huile est en fait une cire liquide, c'est pourquoi elle est l'"huile" des peaux grasses, acnéiques, sensibles, ridées, sèches et mixtes.

Elle régularise la production de sébum, régénère, calme, protège et adoucit. Elle contient aussi un filtre solaire.

Comme elle n'est pas une huile, elle ne rancit pas.

Par contre, nous l'utilisons surtout en application locale,comme base de traitement pour traiter l'acné par exemple, car elle ne se prête pas à une utilisation en massage total, ne réagissant pas à la friction des mains comme une huile.

- L'huile de rose musquée (Rosa rubiginosa)

Outre le fait qu'elle soit régénératrice et cicatrisante, asouplissante et antipigmentaire, elle sent très bon, contient de la vitamine A et de la vitamine E, est parfaitement bien absorbée par la peau et ne laisse pas de film gras.

Elle convient très bien aux peaux abîmées, mixtes, acnéiques, matures, ridée, couperosées, tachées, vergeturées, brûlées, de même que sur l'eczéma et le psoriasis.

Nous ne l'utilisons pas vraiment en massage intégral, mais plutôt en application locale, ou diluée dans une autre huile moins coûteuse.

Connaissez vous la différence entre un hydrolat et une huile essentielle ?

Comme son nom l'indique, un hydrolat est surtout, de l'eau.

Mais pas n'importe quelle eau : une eau aromatique.

D'où vient cette eau ?

Et bien sachez que pour extraire l'huile essentielle d'une plante on procède en général par distillation. C'est à dire que l'ont met cette plante en contact avec de la vapeur d'eau qui va en extraire l'huile essentielle.

L'eau qui a permis cette extraction, devient l'hydrolat.

C'est ce qui permet à une eau de distillation de rose ou de fleur d'oranger de contenir une grande variété de composants aromatiques.

Ces hydrolats sont très doux sur la peau, parfaits en brumisation pour rafraîchir la peau et la nettoyer, apaiser, cicatriser des plaies qu'il ne faut pas toucher, calmer les démangeaisons d'un eczéma sans avoir à y toucher, désodoriser une plaie ou une chambre de malade sans risquer d'y faire entrer des produits toxiques.

Ils sont particulièrement bien venus pour soigner les personnes très malades (cancer), les personnes âgées et les bébés à la peau très fragile, et je vais vous en parler.

Mais d'abord, sachez que vous pouvez les consommer !

Les hydrolats dans votre cuisine

On peut les boire !

Oui, les hydrolats ne sont que de l'eau distillée (dotée d'un peu plus de molécules aromatiques). Alors ils peuvent être bus, comme l'eau de rose pour stimuler l'appétit, mais entrent aussi dans de nombreuses préparations à manger, et à boire.

Mais attention ! Les hydrolats n'ont pas toujours le gout et l'odeur de l'huile essentielle dont ils proviennent…et en boire n'est pas anodin…vous ne vous ferez pas de mal, mais n'oubliez pas qu'ils contiennent des principes actifs et qu'ils agiront sur votre organisme (le genièvre est très diurétique, la menthe est sédative, la camomille active la digestion…).

Quelques uns sont particulièrement faciles à utiliser en cuisine

- La rose
- Le jasmin
- Le géranium
- Le néroli
- Le romarin
- La mélisse
- La cannelle
- La menthe poivrée
- Le genièvre
- La citronnelle
- Et la camomille.

L'important est de ne pas les cuire mais de les ajouter à une préparation qu'on va faire prendre en gelée par exemple, dans une compote, à un sirop, sur une salade de fruits, dans une vinaigrette.

Mais que ces recettes ne vous éloignent pas de ce qu'il faut vraiment retenir sur les hydrolats : leurs pouvoirs thérapeutiques.

Les hydrolats dans les soins des personnes qui souffrent : quand la puissance des huiles essentielles se fait plus douce

C'est un sujet un peu moins glamour que la cuisine, mais j'ai découvert de nombreuses applications des hydrolats dans un cours sur les soins palliatifs et le cancer. Comme je pense que c'est un sujet qui est digne d'intérêt, je vous en livre les grands lignes concernant l'usage des hydrolats.

Il s'agit de traiter des personnes qui ont des peaux particulièrement sensibles et souvent des plaies, des démangeaisons, des irruptions.

Ces plaies sont souvent provoquées par le besoin de se gratter là où ça démange.

On sait à quel point le toucher peut réveiller une démangeaison : et bien une simple compresse d'hydrolat de menthe poivrée (mentha piperita) peut faire des merveilles.

Pour réparer les effets d'une séance de radiation, l'hydrolat d'arbre à thé simplement pulvérisé sur la région traitée est une bonne solution pour apaiser la peau.

Dans tous les cas de peau inflammée, un hydrolat sera toujours bien venu.

Les plus connus pour leur action anti-inflammatoire et réparatrice

• Géranium,

• Lavande

• Camomille

• Arbre à thé

• Romarin

• Mélisse

• Achillée millefeuille

En combinaison avec les Huiles Essentielles

Un autre avantage des hydrolats est que l'**on peut les utiliser seuls ou en combinaison avec des huiles essentielles** puis pulvérisés sur la peau au lieu de réclamer une application directe.

La chimiothérapie aussi est souvent associée à des infections, surtout les infections fongiques internes et externes. Sur la peau, les infections fongiques provoquent des plaies souvent malodorantes et difficiles à faire cicatriser.

En Angleterre, l'usage des huiles essentielles en centre anti-cancer est la norme : on sait combien ces extraits botaniques sont naturellement puissants et efficaces.

L'huile essentielle qui est sans doute la plus traditionnelle **dans le traitement des plaies est la camomille allemande.**

Elle réduit la cicatrisation et la dermabrasion.

Mais il y a des cas où il faut agir très subtilement, avec beaucoup de précautions, et c'est là que **l'hydrolat de camomille (et les autres)** est très bien venu : en pulvérisation sur les plaies et les brulures, sur un pansement, en irrigation pour nettoyer, et même dans la chambre du malade pour réduire le stress et aider les tissus à se réparer.

En cataplasmes d'argile

On mouille simplement la poudre d'argile avec l'hydrolat. Les cataplasmes d'argile et d'hydrolat sont utiles pour aider à nettoyer des plaies qui ne se referment pas.

On s'assure simplement que le cataplasme ne sèche pas, et on le change jusqu'à ce que la plaie montre des signes de propreté.

En rince bouche

Les personnes qui se font traiter par chimiothérapie souffrent fréquemment de candidose dans la bouche. Ici, les hydrolats additionnés d'huiles essentielles font merveille :

Dans 30 cl d'hydrolat de menthe poivrée, il suffit d'ajouter

- une goutte d'HE de cannelle
- et une autre d'arbre à thé,
- de bien secouer et de rincer la bouche avec cette eau aromatique.

Contre les nausées

Il arrive que l'odeur des huiles essentielles soit trop forte pour une personne qui souffre de nausées.

Par contre, l'hydrolat de menthe-bergamote pulvérisé sur les avant-bras, dans le cou, sur le visage, est un bon moyen de profiter sans agression des propriétés anti-nauséeuses de la menthe poivrée.

Cette utilisation de l'hydrolat dans certains cas difficiles est tout aussi valable lorsque l'on veut soulager un bébé ou un enfant.

Gardez à l'esprit que parfois, agir légèrement revient tout de même à agir, et parfois, il en faut très peu pour faire la différence en faisant du bien.

CHAPITRE 2

Nez, bouche etc...

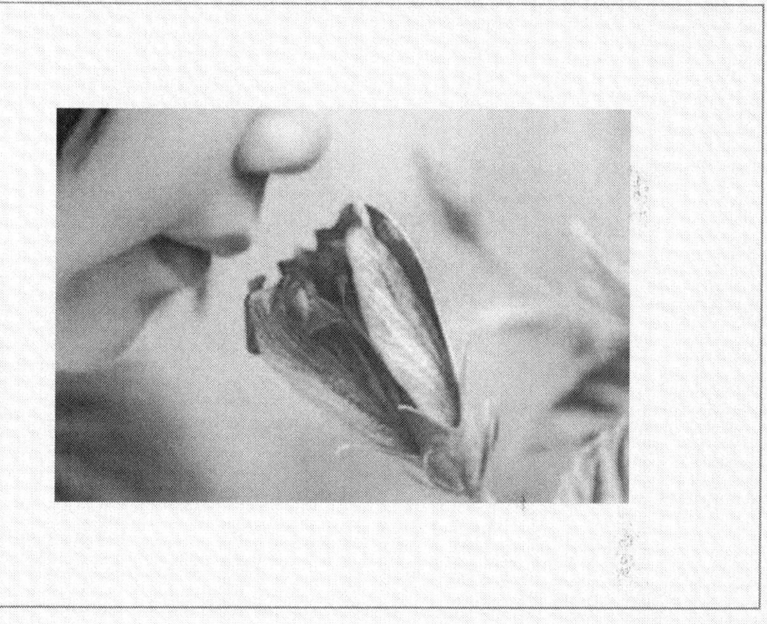

Vous êtes vous déjà demandé comment et pourquoi vous éprouvez des émotions, des envies, des stimulations diverses simplement sentant quelque chose?

Le simple processus de l'olfaction implique bien plus que de simplement percevoir une odeur. Tout arrive grâce aux récepteurs olfactifs cachés dans dans notre nez...Ils sont nichés dans un coin de muqueuse appelée l'épithélium olfactif, située juste en haut de la cavité nasale, sous les yeux. Cette cavité est tapissée de millions de cellules de nerfs olfactifs qui sont remplacées tous les 28 jours.

Les cellules de la membrane olfactive sont en fait des cellules du cerveau.

Les 80 millions de poils qui y sont attachés transportent une quantité énorme d'informations, depuis l'extérieur jusqu'au cerveau.

Le sens de l'odorat réclame la présence d'une molécule odorante pour fonctionner. **Cette molécule sera enregistrée par le cerveau lors de l'inhalation**.

Certaines odeurs telles que les odeurs fortes de l'ammoniaque ou du dioxyde de carbone sont transportées par un groupe de cellules nerveuses qui réagissent à la stimulation par ces molécules, alors que **les odeurs agréables joignent directement la partie limbique du cerveau.**

La raison pour laquelle **les odeurs évoquent toujours des souvenirs puissants** (souvent plus puissants que la vision) vient du fait que le sens olfactif est directement relié au système limbique, région où toute notre animalité est concentrée, la zone la plus primitive de notre système nerveux central.

Donc, les odeurs agréables arrivent dans le système limbique sans être enregistrées par le cortex cérébral. C'est pourquoi, **même avant que nous le sachions consciemment, notre subconscient reçoit une odeur et y réagit.**

Les odeurs atteignent les centres de contrôle de notre cerveau, ceux qui gèrent notre sexualité, les impulsions qui nous attirent ou nous éloignent de quelque chose, nos motivations, nos émotions, nos mémoires, notre créativité.

C'est le principe qui nous permet de nous attacher à l'odeur d'une maison, de quelqu'un, d'un plat de notre enfance etc...mais qui fait aussi qu'un bébé privé de sa mère a simplement besoin d'un pull lui ayant appartenu pour retrouver l'appétit ou pour se remettre à grandir.

Les odeurs que l'on mange

Nos sens olfactifs s'activent véritablement au moment des repas. Selon le Dr Susan Schiffman de l'université de Duke, USA, nous **devons nous sentir rassasiés olfactivement avant de nous sentir réellement satisfaits par un repas.**

Nombreux sont ceux qui cherchent le plaisir de l'odeur d'un plat.

Un plat ne dira pas à quelqu'un de cesser de manger, tant qu'une odeur ne l'aura pas satisfait.

Quelqu'un qui a perdu l'odorat, perdra aussi son appétit.

Et oui, le système digestif est particulièrement sensible aux odeurs : ceux qui sont malades en voiture, les femmes enceintes ne me contrediront pas :)

Les huiles essentielles dans la cuisine permettent de stimuler d'autant plus notre appétit et de stimuler notre production de sucs gastriques, **ces sucs gastriques dont nous manquons en vieillissant, et dont la carence est à l'origine d'un grand nombre de troubles.**

Vous pouvez tenter une petite expérience. Avant votre prochain repas, diffusez les huiles essentielles suivantes : fenouil, bergamote et cèdre de l'atlas. Le fenouil facilite la digestion, la bergamote et le cèdre calment et relaxent. L'idéal pour faciliter la digestion et profiter du repas.

Si vous avez des invités, ils s'en souviendront.

Odeurs et émotions : l'odeur de la santé

Les arômes affectent aussi nos émotions, donc notre état de bien être.

Vous savez peut être que la maladie débute dans le cerveau.

Les scientifiques ont démontré que toute maladie peut être directement liée aux mémoires de nos cellules qui gèrent notre comportement et nos émotions.

Tout ce bagage subconscient est stocké dans notre système limbique, là où notre sens de l'odorat réside.

C'est pour cela qu'il est tout à fait possible de l'influencer avec un ensemble d'odeurs spécifiques!

Les huiles essentielles doivent faire partie de vos automatismes de vie...C'est ce que nous allons apprendre à faire ici.

CHAPITRE 3

Au début il y avait la toxicité

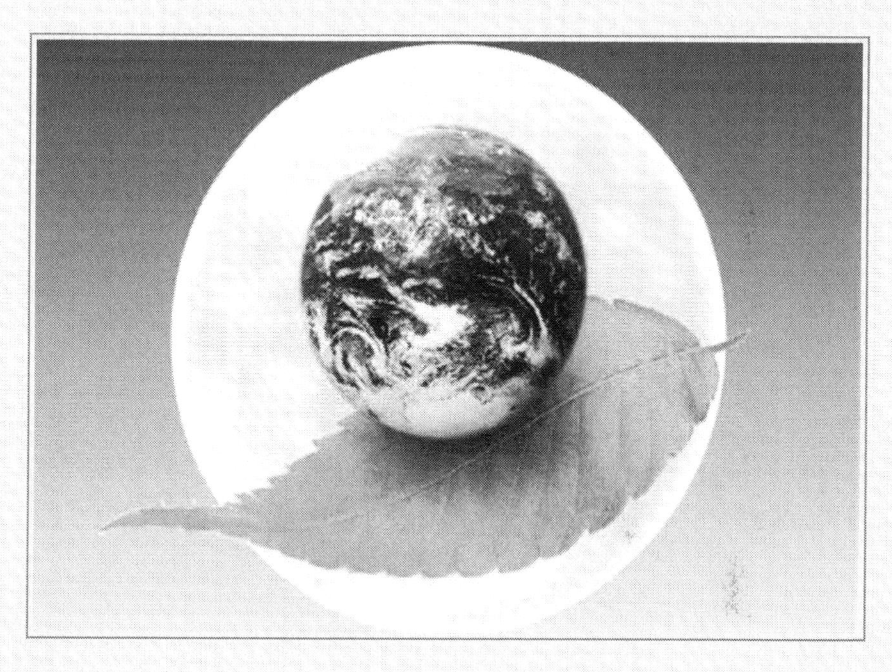

Qu'est ce que la toxicité? Qu'est ce que cela veut dire quand je vous dis que vous êtes toxique?

En fait, vous êtes toxique lorsque votre corps ne peut plus métaboliser assez rapidement les particules qu'il doit évacuer, ce qui se traduit en un endommagement et une mauvaise fonction des organes, des glandes, des cellules etc…

Comment tous ces tissus et cellules se retrouvent-ils endommagés ?

Principalement à cause d'une rouille, produit de l'oxydation, qui affaibli les cellules et les rend poreuses.

Des cellules poreuses sont des cellules qui fuient, qui laissent couler leur liquide intra-cellulaire, et qui laisse aussi entrer du liquide extra-cellulaire, ce qui ne devrait pas se produire car cela fait mourir la cellule.

Donc, **la toxicité, issue de l'oxydation, accélère la mort des cellules.**

Mais elle ne s'arrête pas là : il y a un dommage secondaire, celui qui change les cellules en radicaux libres capables d'entrainer une réaction en chaine d'oxydation sur tout l'organisme, processus similaire au feu qui démarre dans un buisson et qui fini par s'étendre sur toute la surface de la forêt.

Comment devenons-nous toxiques?

Donc, qu'est-ce qui met le feu au buisson ?

Simplement ce que l'on mange, boit, respire tous les jours : des toxines et produits chimiques, que l'on en soit conscient ou pas.

Notre monde actuel est toxique. C'est notre monde actuel qui fabrique toutes ces nouvelles épidémies de maladies nées de la toxicité qui n'existaient pas du temps de nos grands-parents.

Ces toxines et produits chimiques sont absolument partout !

Et une fois qu'ils sont dans notre système, il faut consciemment et méthodiquement les en faire sortir, si possible avant qu'ils entrainent un niveau vraiment dangereux de toxicité interne. On les appelle les exotoxines, ou toxines venant de l'extérieur.

Dès que notre système digestif est attaqué, c'est à dire, dès que nous ne parvenons plus à absorber les nutriments qui nous permettraient de balayer les toxines hors de notre organisme. Donc, dès que notre corps n'est plus en état de se nettoyer tout seul avec ses propres moyens.

Tout se passe à notre insu car le processus n'est pas forcément douloureux ! C'est pourquoi **il n'est pas rare que nous soyons toxique sans le savoir...**

Pour entrer dans les détails voici ce qui se passe : la muqueuse de notre intestin devient inflammée suite à une mauvaise nutrition, à l'attaque de bactéries, de candidose, d'allergies alimentaires, de sensibilités alimentaires, de produits chimiques et surtout, de médicaments.

Tout ceci entraine la fabrication d'endotoxines et leur accumulation.

On peut s'imaginer la toxicité comme un bocal à poisson : un poisson produit régulièrement des excréments qui polluent l'eau du bocal. Sans un filtre, l'eau devient insalubre et le poisson tombe malade puis ne peut plus respirer etc...

Si vous mettez de l'eau chlorée du robinet dans le bocal, le poisson n'ira pas mieux non plus. Le chlore est un produit chimique, une exotoxine que vous consommez sans doute sans y penser tous les jours.

Alors, quelle est la principale source de toxicité ?

L'intestin hyper-perméable.

C'est si fréquent que c'est devenu un syndrome ! Le syndrome de l'intestin hyper-perméable.

Un intestin est perméable...mais jusqu'à un certain point.

La muqueuse qui constitue la membrane externe de l'intestin est très très très fine ! Elle est destinée à laisser passer des nutriments depuis le bol alimentaire en cours de digestion vers l'extérieur, la circulation sanguine. Seulement les molécules d'une certaine taille peuvent passer. Une fois passés à travers la membrane, ils arrivent dans des vaisseaux sanguins qui vont les acheminer jusqu'au foie, là où les toxines seront traitées.

Dans le cas d'un intestin hyper-perméable, le système digestif est inflammé et la muqueuse qui sert de membrane à l'intestin devient trop poreuse, c'est à dire qu'au lieu de sélectionner seulement des molécules d'une certaine taille capables de passer dans la circulation sanguine, elle ne peut plus les filtrer correctement et laisse passer des molécules trop grosses, en général des protéines, des graisses, des hydrates de carbone et des toxines qui ne devraient pas sortir de l'intestin.

C'est comme une moustiquaire endommagée qui laisser passer les moustiques ! Elle ne sert plus à rien…

Ici, les grosses molécules et les toxines entrent dans l'organisme alors qu'elles n'ont rien à y faire. Elles sont donc identifiées par le système immunitaire comme étant des envahisseurs potentiellement dangereux à combattre !

Donc, à chaque fois qu'une grosse molécule passe, le système immunitaire est stimulé, pour rien.

L'inflammation est alors stimulée, entretenue, et le **système immunitaire s'affaibli, jusqu'à éventuellement devenir incohérent et se retourner contre les tissus sains : c'est l'auto-immunité.**

C'est pour cela que les grosses protéines qui sortent de l'intestin hyper-perméable sont un véritable problème : leur présence dans la circulation sanguine déclenche aussi bien des irritations et de l'inflammation que de nombreuses formes d'allergies, déséquilibres auto-immune et donc toutes les douleurs qui y sont associées.

Mais surtout, c'est tout un cercle vicieux.

Comme je l'ai dis plus haut, **c'est le foie qui réceptionne ce qui sort de l'intestin.**

Donc, les toxines qui devaient être excrétées avec les selles se retrouvent accumulées dans le foie. Une fois surchargé, le foie ne peut correctement faire son travail de site d'épuration. Les toxines se retrouvent envoyées à d'autres organes comme les reins ou la rate…voire le cerveau !

Avez-vous déjà eu la sensation de ne pas pouvoir penser facilement, de vous sentir dans le brouillard, de perdre la mémoire ? C'est grâce aux toxines accumulées dans votre cerveau. Si vous souffrez de sclérose en plaque et de maladie de Parkinson, c'est aussi à cause de ces toxines.

Si elles se déposent dans les articulations, vous aurez des symptômes d'arthrite.

Si elles s'accumulent dans les organes qui produisent les globules blancs, c'est votre système immunitaire qui sera affaibli, moins résistant aux maladies, inclus le cancer.

Pratiquement, qu'est-ce qui fabrique un intestin hyper-perméable ?

1. Le stress

2. Les sensibilités et allergies alimentaires

3. Les parasites

4. Une mauvaise alimentation (des aliments de mauvaise qualité riches en sucre et produits raffinés)

5. Des métaux lourds

6. Les médicaments : la plupart d'entre eux favorisent des problèmes d'assimilation, donc, de lente dénutrition. Ce sont aussi ceux qui le plus souvent déclenchent la surpopulation de candida, ce qui est une des principales causes d'intestin hyper-perméable.

7. Manger et boire des produits toxiques. Principalement des produits animaux qui ont eux même consommé ces toxines, antibiotiques etc…

8. Consommer des aliments acidifiants. Il s'agit d'aliments animaux et laitiers cuits, ainsi que des farines et sucres raffinés

9. Consommer des produits morts ou d'une qualité nutritionnelle pauvre. Une fois cuits, les aliments ne fournissent plus d'enzymes nécessaires à leur assimilation. Si les aliments sont en plus pauvres en nutriments, ils ne font plus que polluer le système digestif et fatiguer tout l'organisme. C'est une des plus grandes causes d'intestin hyper-perméable.

Quelles sont les toxines que vous devez évacuer ?

1. Les médicaments

2. Les produits chimiques : éthers de diphenyl, phtalates issus des jouets et des lotions pour le corps, le vernis à ongle, les parfums, les intérieurs d'automobiles

3. Les additifs et les conservateurs, comme le bromide (on le trouve aussi sur les fraises) qui inhibe la production d'hormone thyroïdienne et entraine de l'hypothyroïdisme

4. Les plastiques comme le BPA ou bisphénol A (inhibe la reproduction)

5. Les pesticides (contribuent à développer la maladie de Parkinson)

6. Les métaux lourds : le mercure (amalgames, vaccins, usines à charbon, thon, saumon) provoque de graves problèmes neurologiques et développementaux chez les enfants. L'aluminium (déodorant, anti-acides, vaccins) est une neurotoxine liée au développement de la maladie d'Alzheimer, de Parkinson. Le cadmium (téflon, fruits de mer, fumée de cigarette) endommage les reins

Comment se protéger de la toxicité ?

Il est difficile d'échapper à l'air qu'on respire.

Par contre, on peut agir sur la qualité de l'eau en la filtrant et agir sur la propreté de ce que l'on avale.

Par propreté, je ne parle pas de la présence des microbes, je parle de la présence des toxines. En effet, un médicaments ou le contenu d'un paquet de bonbon peuvent être parfaitement hygiénique, mais vont favoriser la toxicité de notre organisme.

Donc, vous l'avez compris, il s'agit d'agir sur tous les fronts.

• **En limitant au maximum la consommation de produits toxiques** et ceux qui favorisent la toxicité interne (médicaments, produits vides de nutriments, produits industriels, colorés chimiquement, contenant des additifs, des produits raffinés, des produits toxiques (comme le fluor, les graisses hydrogénées, le sucre blanc)

• **Et en augmentant au maximum la consommation des produits qui vont fournir des nutriments** capables de nourrir les cellules et nettoyer tout l'organisme :

• jus de légumes et fruits, fruits et légumes crus, pousses et germinations, eau de bonne qualité

• produits qui **soutiennent le travail des émonctoires** et aident à **nettoyer les organes,** à **régénérer les cellules** c'est à dire des **produits vivants dotés d'une haute vibration énergétique**, anti-oxydant :

• thé vert, tisanes pour le foie et les reins, jus de fruits et légumes, huiles essentielles, noni tahitien, herbes adaptogènes

• Remplacer la plupart des produits industriels par des produits faits maison : médicaments, dentifrice, produits de beauté, déodorant, parfums, produits d'entretien

- Choisir des aliments qui n'ont pas été pollués (viande de pâturage bio, petits poissons sauvages, fruits et légumes bio, produits laitiers crus et bio)
- Eviter les aliments qui entretiennent par nature l'inflammation : gluten, blé, sucre, produits laitiers pasteurisés
- Privilégier les modes de cuisson qui ne dénaturent pas les aliments, donc éviter ce qui les dénature comme la friture et le grill. Privilégier la cuisson lente à l'étouffée et la vapeur.
- Avoir une activité physique modérée (pour transpirer, stimuler la circulation) et une activité qui favorise la relaxation (anti-stress)
- Prendre des bains détoxifiants (huiles essentielles, argile, sels d'epsome, bicarbonate)
- Se masser et faire masser avec des huiles essentielles (toutes détoxifiantes et régénérantes pour les organes et les tissus)

CHAPITRE 4

Puis apparu l'auto-immunité

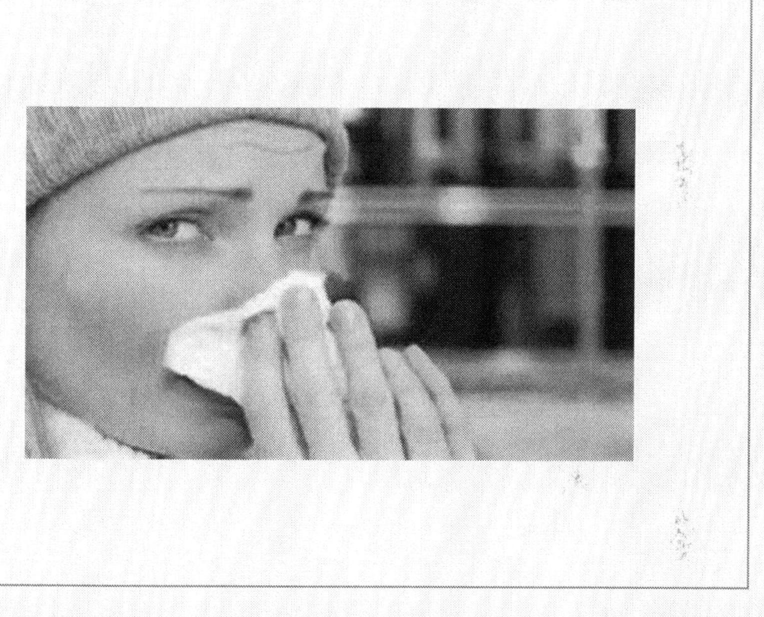

Les maladies auto-immunes font partie des maladies de ce siècle les plus difficiles à soigner, et en constante augmentation. Nous assistons à une véritable épidémie.

Nous allons voir combien la toxicité y est impliquée et combien vous détoxifier fait partie des meilleures stratégies de prévention.

Pour les décrire, sachez qu'au lien de défendre notre corps contre les envahisseurs pathogènes, le système immunitaire défaille et se met à attaquer les articulations organes, tissus et même le cerveau, entrainant inflammation et destruction là où il devrait y avoir protection et réparation.

Ce sont les femmes les plus touchées. Rien que dans l'armée Américaine, 23 millions de personnes souffrent de 80 types de maladies auto immunes.

Les symptômes communs aux maladies auto-immunes

Ces maladies ont des symptômes communs tels que

- Fatigue,
- fièvre basse,
- problèmes de concentration,
- allergies,
- douleurs non expliquées.

Alors, **les erreurs de diagnostiques sont évidemment très fréquents...surtout lorsque les analyses reviennent normales.**

Pour beaucoup, le diagnostique se révèle enfin après une longue route de difficultés, douleurs et doutes.

Et là, on se rend compte que **les options de traitement sont bien souvent limitées.**

Pour mettre des noms sur l'auto immunité, et la rendre moins abstraite, voici ses manifestations les plus courantes :

L'arthrite rhumatoïde

Le lupus systémique

Le syndrome du colon irritable

La sclérose en plaque

Le diabète 1

Le syndrome Guillain-Barre

Le psoriasis

La maladie d'Hashimoto (hypothyroidisme)

La maladie de Grave (hyperthyroidisme)

Les traitements classiques reviennent à réduire la réponse immunitaire.

Heureusement, les approches holistiques offrent des réponses efficaces qui aident à soulager les symptomes et surtout, qui permettent de rééquilibrer l'immunité.

Qu'est-ce qui se passe dans le corps?

On sait que les maladies auto-immunes sont le résultats d'une interruption de communication dans l'organisme. En fait, **les cellules immunitaires perdent la capacité à faire la différence entre un tissus sain et un microbe**, une bactérie, ou quoi que ce soit d'autre à éliminer.

Dans le cas du diabète 1 par exemple, les cellules immunitaires détruisent les cellules pancréatiques béta qui produisent l'insuline. Or le corps à besoin d'insuline pour réguler le taux de sucre dans le sang.

Toutes les maladies auto-immunes partagent ce **principe d'auto-destruction.**

Pourquoi?

On a pensé, jusqu'à récemment, que les maladies auto immunes venaient d'un problème génétique. En fait, on a découvert que c'était beaucoup plus compliqué.

De même que pour l'autisme, **la génétique charge le fusils, mais l'environnement presse la gâchette**.

Certains, avec les mêmes prédispositions génétiques ne déclareront rien, et d'autres souffriront. Tout dépend de leur environnement, ce qui inclus leur alimentation, le niveau de toxicité de leur eau, de l'air, leur prise de médicament, leur niveau de stress, leur style de vie etc…

En effet, les preuves s'accumulent pour démontrer que **l'exposition constante à des pesticides, métaux lourds et autres toxines, accroissent les risques de faire disjoncter le système immunitaire des personnes prédisposées génétiquement.**

Mais il y a autre chose. Il y a l'attaque bactérienne.

Le rôle des bactéries du ventre

Dans le chapitre précédent nous avons vu l'importance de la flore intestinale. Vous allez comprendre ici à quel point elle joue un rôle crucial dans la protection contre les maladies auto-immunes.

Je me suis souvent posée la question : comment se fait-il que mon mélange aromatique anti-fongique soit si efficace sur tellement de problèmes immunitaires ?

Simplement parce qu'il est très anti-bactérien, et qu'un grand nombre de déséquilibres immunitaires sont déclenchés par une surpopulation bactérienne dans l'intestin grêle (voire, l'estomac). J'en parle dans mon article sur le SIBO. Mais les chercheurs aussi y ont pensé.

En fait, ils suspectent que des bactéries et autres envahisseurs pathogènes (comme le candida albicans) jouent un rôle dans le développement des maladies auto-immunes.

Ils ont raison ! Quand on y pense, **les problèmes de candidose chronique ne sont apparus que durant ces 50 dernières années**, avec la généralisation des produits alimentaires industriels et des antibiotiques.

La candidose chronique se développe aussi rapidement que les autres maladies de ce siècle, inclus l'autisme, le diabète, l'obésité, l'asthme et, évidemment, les allergies, forme la plus courante de maladie auto-immune.

Les femmes sont les plus touchées

Les femmes sont trois fois plus à risque de développer une maladie auto-immune qu'un homme, surtout lorsqu'elles sont en âge de se reproduire. Ce qui amène à penser que la présence d'œstrogènes est impliquée.

En fait, des toxines se collent aux récepteurs d'œstrogènes, ce qui peut entrainer des dérèglements hormonaux capables de déclencher l'auto-immunité.

On en revient toujours à la toxicité…

Le stress est lui aussi un facteur déclencheur, à l'origine d'un mécanisme de dominos enchainant inflammation et production hormonale.

Pourquoi ?

Une femme qui jongle entre sa carrière, sa famille, ses enfants etc… est particulièrement à risque de développer une maladie auto-immune.

D'un point de vue purement psycho-émotionnel, la société incite les femmes à ne plus prendre soin d'elles mêmes, à leur faire penser qu'elles ne sont pas assez bien, qu'elles manquent de valeur, au point qu'elles ont tendance à sacrifier leurs propres besoins et faire passer les autres avant elles.

Ce type d'auto-sabotage est similaire à ce qui se produit à l'échelon cellulaire lorsque l'immunité se retourne contre l'organisme au lieu de l'aider.

Prendre le temps de prendre soin de soi, avec amour, est crucial pour passer entre les gouttes de cette épidémie.

Que faire lorsque le système immunitaire disjoncte ?

Aucun des traitements conventionnels ne traite la cause du problème.

C'est pourquoi une approche holistique est la seule solution.

Elle va faire intervenir tout en même temps :

- un régime,
- la prise en charge du stress,
- l'identification et la fuite des déclencheurs,
- une supplémentation adéquats
- et un traitement détoxifiant rééquilibrant.

Au départ : un régime détoxifiant et anti-inflammatoire

C'est la base d'une approche qui concerne toutes les maladies auto-immunes.

Un régime anti-candida, capable de détoxifier le foie et le système digestif, rééquilibrer le système nerveux et l'immunité est une option universelle.

Cette approche permet d'**associer la consommation de produits anti-fongiques** à des **aliments capables de détoxifier les organes clés** comme le foie et les reins, puis réamorcer la nutrition. Il s'agit d'aliments tels que des légumes et viandes bios, de bonnes graisses, des oléagineux, des graines et des aliments entiers.

Le sucre étant inflammatoire et pro-candidose, il doit être éliminé, ainsi que l'alcool, le café et le gluten.

Identifier les sensibilités alimentaires entrainant une production d'immuno-globuline G est tout autant indispensable.

Les aliments réactifs doivent être éliminés pour limiter au maximum les facteurs d'entretien de l'inflammation interne et de ce que l'on appelle l'intestin hyper perméable.

Un intestin hyper perméable est le ticket vers la création d'allergies potentiellement mortelles, premières illustration d'une réaction auto-immune.

Encore une fois, **les intestins doivent être nettoyés et réparés,** le transit restauré.

A partir de là, le système immunitaire a des chances de retrouver un fonctionnement normal.

Les huiles essentielles sont des alliés de taille dans cette approche.

Les huiles essentielles de l'auto-immunité

La bergamote (citrus bergamia)
La ciste (cistus ladaniferus)
L'épinette noire (picea mariana)
Palmarosa (cymbopogon martinii)
Géranium (pellargonium asperum)
Poivre noir (piper nigrum)

Elle vont aider à :

• Réduire l'invasion du candida

• Combattre les bactéries

• Contenir l'inflammation

• Restaurer un bon niveau d'acide de l'estomac et donc, une protection anti-bactérienne du système digestif

• Restaurer les performances de la digestion et de l'élimination

• Restaurer un sommeil réparateur

• Détoxifier le foie et d'autres organes vitaux

• Rééquilibrer le système nerveux

• Rééquilibrer les capacités d'absorption nutritionnelle du système digestif

• Redonner des nutriments essentiels à la méthylation et à la reproduction des cellules immunitaires .

Cette liste vous donne le tournis?

Ne vous inquiétez pas : vous trouverez un peu plus loin de quoi vous aider.

Inflammation
Maitrisez-la

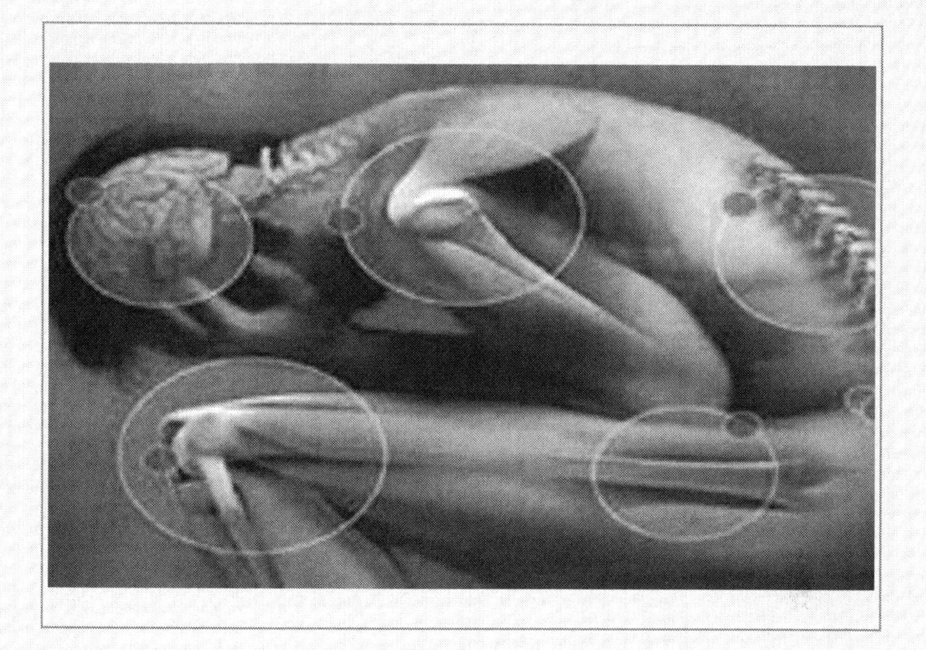

Même si l'inflammation est la manifestation d'une action du système immunitaire suite à un coup, une blessure quelconque, elle peut être provoquée et entretenue par n'importe quelle autre stimulation de l'immunité, telle qu'une variation hormonale, un stress émotionnel ou la consommation d'une substance qui oblige le corps à y réagir.

Chez les femmes en particulier, les variations hormonales jonchent les années, pour diverses raisons (puberté, grossesses, prise de médicaments, retour de couche, pré ménopause, ménopause) et peuvent être très perturbatrices, surtout si elles s'installent à cause d'une accumulation de stress oxydatif (toxicité) et de n'importe quelle forme d'inflammation.

Aujourd'hui, il est très facile de provoquer et entretenir une inflammation permanente dans notre corps.

Les sources principales d'inflammation

- Le sucre,
- le blé,
- le gluten,
- les produits génétiquement modifiés,
- Les produits chimiques tels que les toxines environnementales produites par les déchets industriels, les pesticides, les antibiotiques que l'on retrouve dans les produits animaux, l'eau du robinet etc…

Tous favorisent l'inflammation et surtout l'hyperperméabilité intestinale, le déséquilibre de la flore et donc, la croissance non contrôlée de bactéries pathogènes et surtout, de levures parasites comme le candida albicans, qui maintient l'immunité en alerte et rend l'inflammation chronique.

Le stress, source de cortisol

C'est le lien ultime entre les hormones et l'inflammation, qu'il soit physique ou psycho-émotionnel. Donc, si vous subissez le poids d'un trauma non résolu, de colères rentrées non exprimées, d'anxiété permanente, de peurs inexpliquées, vous déclenchez trop de cortisol.

Le cortisol est l'hormone qui mobilise votre sucre dans le sang pour vous permettre d'avoir la force de fuir le danger.

Mais en même temps, pour correctement monopoliser cette source d'énergie, les systèmes qui en consomment sont neutralisés : la digestion, l'élimination et surtout, l'immunité. La production d'immunoglobulines A, celles qui protègent la muqueuse de nos intestins, est alors considérablement diminuée.

Il faut aussi ajouter que cortisol et insuline travaillent main dans la main : l'insuline est produite avec le cortisol, et la surproduction de cortisol entraine ce que l'on appelle l'insulino-résistance, porte ouverte au diabète.

L'insuline protège le stockage des graisses et empêche leur fonte. Or, les cellules graisseuses secrètent leurs propres signaux d'inflammation. Les cellules de graisse sont une source supplémentaire d'inflammation dans l'organisme.

Dans le cerveau, l'inflammation va se manifester sous la forme de léthargie, de dépression, de problèmes de sommeil, ralentissement de l'activité sociale, moins de mobilité, chute de libido, problèmes de concentration, difficultés d'apprentissage (TDAH), et même, anorexie.

Le genre de déséquilibres que l'on va souvent attribuer à la dépression…et pour lesquels on prescrira des médicaments.

Alors qu'il y a bien plus efficace à long terme (car un médicament n'a jamais guéri personne..).

Si vous subissez un problème d'inflammation chronique, ça n'est pas parce que vous avez les mauvais gènes !

C'est parce que vous avez cumulé ce qui provoque et entretient cette inflammation.

Les symptômes révélateurs d'inflammation

Pour terminer, une petite liste de symptômes révélateurs.

Vous avez des chances de souffrir d'inflammation chronique si vous avez les symptômes suivants :

- gonflements et flatulences
- peau brulante
- cernes noires sous les yeux
- yeux et oreilles qui démangent
- diarrhée
- constipation
- crampes musculaires
- douleurs articulaires et raideurs
- fatigue
- perte de mémoire
- urticaires, acné
- toux chronique
- nez bouché ou nez qui coule
- perte d'appétit
- fièvre basse, frissons

- maux de tête
- oedèmes, rétention d'eau

Rappelez-vous qu'il n'existe pas de formule magique universelle : ça serait trop simple. Tout est à adapter à des cas particuliers...émotions obligent!

Voici, en plus de la formule d'action que je donne dans la prochaine section, une bonne approche pour se prémunir contre l'inflammation :

Approche anti-inflammatoire

Exercice :

Il y a deux sorte d'exercice à privilégier : l'exercice qui permet d'élonguer, de tirer sur les membres, de travailler la flexibilité (yoga, pilates, danse), et celui qui permet d'alterner une action modérée à un effort intense de 30 secondes (vélo, natation, course à pied). L'idéal est d'alterner 30 secondes intenses et 90 secondes de prise de souffle, huit fois de suite, 1 à 3 fois par semaine.

Méditation :

L'antidote au stress et à la déconnexion. La méditation fait partie des outils anti-inflammation d'autant qu'elle permet d'entrainer son esprit à se libérer des toxines, à privilégier les émotions positives et à élever notre niveau vibrationel général.

Une bonne façon d'agir sur l'expression de nos gènes inflammatoires (acidifiants).

L'alimentation :

Il s'agit à la fois d'**éviter au maximum ce qui intoxique**, **ce qui inflamme, ce qui fait varier le sucre dans le sang**, pour **privilégier ce qui nourrit, ce qui guérit, ce qui répare, donne du plaisir et désintoxique.**

CHAPITRE 6

Les métaux lourds : le poids de la toxicité

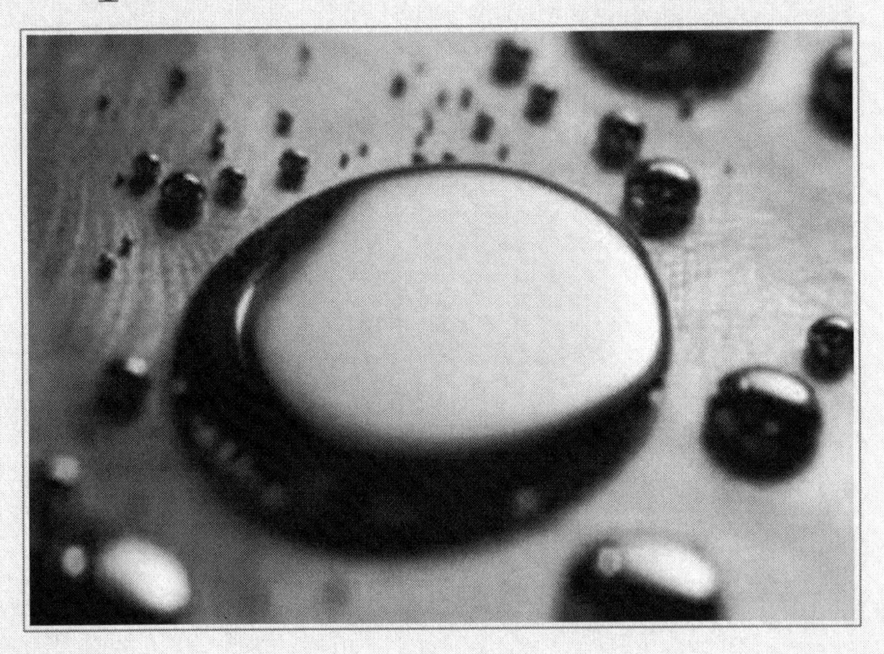

Il est très facile et fréquent de subir les symptômes de classiques d'intoxication aux métaux lourds sans avoir ce qui les provoque.

Souffrez vous d'une intoxication aux métaux lourds?

Une bonne façon de prendre conscience de la possibilité d'une intoxication aux métaux lourds est de recourir à une liste comme celle-ci.

Plus vous vous reconnaissez, plus c'est significatif.

Intolérance à l'alcool

Allergies et sensibilités alimentaires

Confusion mentale

Incapacité à prendre du poids

Douleur chronique non expliquée

Langue chargée

Pieds et mains froids

Cernes noires sous les yeux

Dépression

Problèmes digestifs

Fatigue extrême

Rhumes fréquents

Maux de tête

Taux élevé de métaux toxiques dans les urines

Insomnie

Intolérance aux médicaments et vitamines

Perte de mémoire

Température basse du corps

Gout métallique dans la bouche

Douleurs musculaires et articulaires

Tics

Suées nocturnes

Parasites

Tendances aux sautes d'humeurs

Tendances aux irruptions

Sensible aux odeurs

Problèmes de peau

Dents sensibles

Petites taches sur les gencives

Picotement dans les extrêmités

Déficiences en vitamines et minéraux

Alors, à votre avis? Avez-vous besoin d'une détox?

Une détox adaptée

Vous devez considérer l'étendue du rôle que les toxines peuvent jouer dans votre vie et décider de détoxiquer votre corps, avec des méthodes simples.

Une fois que l'on a les résultats d'une analyse de cheveux (analyse minérale), on peut se lancer dans la détox à proprement parler.

Bien sur, il faut passer par la case "régime anti-candida" la plupart du temps car candida et métaux lourds ne vont pas l'un sans les autres. Mais tous les conseils que je vous donne dans ce livre sont déjà bons à prendre.

En plus d'une **alimentation adéquat détoxifiante** et d'une **approche nettoyante du colon**, voici un outil bien utile : **La bentonite purifiée**

La bentonite purifiée est une façon efficace de déloger les métaux lourds et autres contaminants chimiques des tissus superficiels du corps. Pour le cerveau, d'autres moyens moins doux vont devoir être utilisés.

Lorsque le corps trempe dans un bain chaud, l'eau ouvre les pores de la peau et les toxines sont attirées hors du corps, par la bentonite.

La majorité des toxines ont une charge positive. La bentonite a une charge négative. Les toxines ne résistent pas à cette attraction.

L'argile a cette grande capacité d'absorber plusieurs fois son poids en toxines. En d'autres termes les bains d'argile pompent les matières polluantes à travers la peau, permettant d'éliminer des mois, des années de toxines accumulées.

Assurez-vous que votre argile est purifiée et qu'elle se disperse facilement dans l'eau du bain.

Vous pouvez y ajouter des huiles essentielles détoxifiantes (genièvre, citron, angélique) diluées dans du lait.

Quelques idées de bain peuvent vous aider.

La détox par le bain

Alors qu'il existe de nombreuses façons de se détoxifier, une des plus agréables reste le bain aux huiles essentielles. C'est de plus très facile à faire à la maison.

Outre l'argile, comme nous l'avons vu très efficace contre les métaux lourds, il existe les sels d'epsom, le bicarbonate de soude et le miel, à ajouter à l'eau et aux huiles essentielles.

Le trempage :

Il doit durer environ 40 mn. Les vingt premières minutes donnent au corps le temps de se débarrasser des toxines et le reste du temps permet d'absorber les éléments régénérant de l'eau du bain.

Le bain au thé vert

Deux ou trois sachets de thé vert

Une belle tasse de sels d'epsom

Une belle tasse de bentonite

Une dizaine de gouttes d'HE de votre choix dans une tasse de lait (curcuma, ylang ylang, bergamote) ;

Ajoutez les huiles à l'eau juste avant de plonger dans votre bain.

Le bain à l'eucalyptus

Une belle tasse de sels d'epsom

Une poignée de bicarbonate de soude

Une dizaine de gouttes d'eucalyptus radiata dans un verre de lait de coco!

Bain détoxifiant et anti-inflammatoire lavande, menthe et cannelle

Une tasse de sels d'epsom

Une tasse de bentonite

3 gouttes de chaque huile essentielle diluées dans un verre de lait.

Bain relaxant, destressant et détoxifiant à l'encens d'oliban et à la lavande

Une tasse de sels d'Epsom,

Une tasse de bentonite

4 gouttes de chaque huile dans un verre de lait de coco.

Quelques huiles détoxifiantes : bergamote, poivre noir, rose, pamplemousse, genièvre, citron, patchouli, arbre à thé, géranium, angélique racine, eucalyptus.

CHAPITRE 7

Constipation

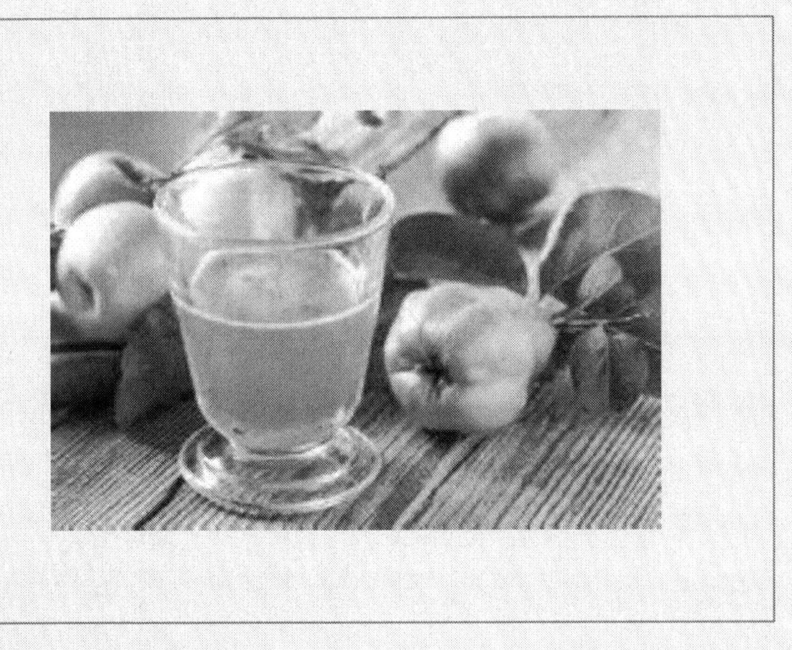

C'est la petite soeur de la toxicité. La poule, ou l'oeuf.

Difficile de dire laquelle fabrique l'autre. Quoi qu'il en soit, sa généralisation est inquiétante et révélatrice de la domination de la toxicité dans le monde occidental.

Tout le monde n'a pas la même définition de la constipation : pour de nombreuses femmes, on est constipé lorsqu'on ne va pas à la selle tous les 3 jours…c'est ce qu'on enseigne à la plupart des infirmières françaises d'ailleurs : on est constipé à moins de 3 selles par semaines…

Dans mes livres, et pour mes professeurs, la constipation apparait dès qu'on ne va pas à la selle 3 fois par jour.

Un repas doit chasser l'autre.

Nous faisons en moyenne trois repas par jour?

Et bien il faut faire de la place trois fois par jour pour chaque repas dans le colon afin de s'assurer que rien n'y stagne et n'y entretiennent de la putréfaction. C'est tout simple.

Arnold Ehert, auteur de nombreux livres sur une vie libre de mucus, nous dit : "La moyenne des gens que l'on croit être en bonne santé trainent continuellement avec eux depuis leur enfance plusieurs kilos de matières fécales jamais éliminées. Une bonne selle par jour ne signifie rien."

Une selle par jour est une forme déguisée de constipation.

Je vous renvoie au chapitre "colon" pour compléter celui-ci et vous donner plus d'outils d'assainissement du ventre.

Constipation : le plus cours chemin vers le cancer

Je pourrais me contenter de vous parler de la constipation comme d'un désagrément commun et sans grandes conséquences, et bien non, car elle est l'illustration de la détresse digestive d'un nombre croissant d'occidentaux victimes de la sédentarisation, de la nourriture actuelle, et j'ajouterais, de la vente de laxatifs.

Penchons nous quelques instants sur un sujet bien plus alarmant que la constipation : le cancer colorectal.

C'est 33000 nouveaux cas qui souffrent de constipation par an en France, soit 15% de l'ensemble des cancers.

La France, l'Europe occidentale, l'Amérique du Nord et l'Australie font partie des régions à risque élevé de cancer colorectal, alors que les habitants d'Afrique et d'Asie sont moins touchés par le cancer… et la constipation.

Comment pensez vous qu'apparaît un cancer colorectal?

On parle d'une alimentation riche en graisse animale et pauvre fibres, de sédentarité, de consommation excessive de viande rouge. La ligne droite vers la constipation.

Constipation : les causes d'aujourd'hui

Si on me demande ce qui provoque la constipation, ce sont exactement les mêmes facteurs qui me viennent à l'esprit, mais en y ajoutant, le sucre, l'alcool, la détresse émotionnelle et mentale, la prise de médicaments, d'antibiotiques, et le manque d'eau.

Tout ce qui reste trop longtemps dans le colon participe à une auto-intoxication de l'organisme qui finit par stocker de la matière en putréfaction, entraînant des gaz, des douleurs et un état inflammatoire chronique. C'est ça la constipation.

Dans son livre, "Tissue cleansing through bowel management", le Dr Jensen cite le Dr Lane qui dit "*Toutes les maladies sont dues à un manque de certains principes nutritionnelles tels que des sels minéraux et vitamines, ou à l'absence des défenses normales du corps, telle que la protection naturelle de la flore intestinale.*

Lorsque cela se produit, les bactéries toxiques envahissent le canal alimentaire et les poisons ainsi générés polluent le flux sanguin pour finalement graduellement détériorer et détruire chaque tissu, glande et organe du corps."

Pour lui, la fréquence et la quantité d'élimination fécale n'est pas une indication du niveau de constipation : il n'y a qu'à la suite d'une semaine de détoxification qu'on se rend compte de ce que notre corps est capable d'expulser du colon, et dans ce cas, on est soulagé de savoir tout cela à l'extérieur..

En effet, la constipation bouche le colon : cela peut arriver grâce à un encrassement progressif de la muqueuse de la paroi intestinale au point qu'il reste très peu de place pour laisser passer la matière fécale.

Imaginez la matière qui s'assèche le long de la muqueuse, s'accumule, forme une couche dure et imperméable empêchant les échanges nutritionnels avec le flux sanguin, et ne laissant que l'espace du diamètre d'un crayon au corps pour évacuer la matière fécale.

Cette accumulation est dure et noire comme du goudron. On peut y trouver les restes de repas pris plusieurs mois en arrière, jusqu'à plusieurs kilos...

Lorsque l'intestin est aussi sale, il peut y vivre des colonies de vers, des parasites intestinaux , mesurant de quelques millimètres à plus de 6 mètres, qui tuent plus que le cancer. C'est aussi ça, la constipation.

Une personne sur quatre dans le monde est infestée par ces parasites, les nourrit à ses dépends, s'auto-intoxique.

La constipation : un fléau de ce siècle

De nombreux scientifiques, chirurgiens et biochimistes du monde entier rendent responsables l'insuffisance de passage de selles et trop peu de fibres de l'apparition de problèmes de vésicule biliaire, de coeur, de varicosités, d'appendicite, de hernie hiatale, de diverticulose, d'arthrite et de cancer du colon.

C'est pour cela que la constipation est de plus en plus étiquetée de "Peste moderne", car elle est à l'origine de ce qui empêche les organes émonctoires, foie, poumons, reins, peau et lymphe, de fonctionner correctement, conduisant ainsi à leur auto-intoxication.

C'est cette auto-intoxication qui affaibli l'immunité, prédisposant l'organisme à un grand nombre de maladies chroniques comme celles entretenues par le Candida albicans..

A l'origine de tout ceci?

Une nutrition défectueuse et la négligence du besoin d'éliminer, dès l'enfance.

La constipation de l'enfant

Le Dr Jensen donne une image très explicite de ce qui peut être à l'origine d'un comportement constipant : l'enfant qui joue, absorbé, occulte l'urgence qui devrait l'envoyer se soulager aux toilettes. Il remet ça à plus tard. On ne parle pas de ces choses là…c'est un sujet tabou.

C'est sale. On évite les séjours aux toilettes.

Malgré lui il entraîne son corps à se retenir, à ne pas laisser sortir, se soulager.

Il s'agit souvent d'un enfant qui ne s'exprime pas facilement, qui intériorise ses émotions, qu'on n'a pas incité à lâcher prise.

L'adulte sera victime du même schéma, et aura besoin d'une rééducation émotionnelle et physique pour réapprendre à son corps à éliminer.

Si vous souhaitez mettre tout de suite votre enfant sur la voie de la santé du colon, donnez lui le sein le plus longtemps possible.

- Un enfant au sein est rarement constipé, alors qu'un enfant au lait maternisé ou au lait de vache l'est quasiment à tous les coups, surtout en tant qu'adulte.
- Incitez le à aller au moins trois fois sur le pot, et félicitez le lorsqu'il a produit. Il faut qu'il soit fier de débarrasser son corps de ce qui doit en sortir.
- Il n'est jamais trop tôt pour habituer votre enfant à de petits lavements à l'eau pure, très utiles si il a de la fièvre pour la faire baisser naturellement. Il vous suffit de trouver une poire à lavement en pharmacie.

– N'utilisez jamais de produits laxatifs : si votre enfant a un colon irrité, faites lui une eau argileuse en laissant tremper une cuil à soupe d'argile verte dans un verre d'eau toute une nuit.

Laissez l'argile au fond du verre et aspirez l'eau dans votre poire à lavement.

- Il est aussi très utile de le supplémenter à l'huile de lin et aux pro-biotiques, il en existe de très biens pour les enfants.

- Habituez-le à consommer des jus de fruits et légumes frais, provenant de votre centrifugeuse. Le jus de pomme est un bon laxatif, ainsi que le jus de pruneau, de poire, de citron au miel…Évitez l'orange, à moins de la mélanger au pamplemousse et à l'ananas.

- Oubliez les produits laitiers, en dehors du yaourt.

- Oubliez les produits raffinés, le sucre, les pâtes, le pain blanc, le riz blanc, les boissons gazeuses, le chocolat.

- Donnez lui de l'eau, de la tisane de thym qui assaini l'appareil digestif, de l'infusion à la badiane, au fenouil, à l'anis et à la camomille.

L'aromathérapie qui soulage la constipation de l'enfant

En aromathérapie, massez lui le ventre matin et soir, de la droite vers la gauche, avec des l'huiles essentielles de

- cardamome,
- palmarosa,
- mandarine,
- camomille romaine
- et cannelle,
- 1 goutte de chaque dans 10 ml d'huile de base.

La constipation de l'adulte

Un adulte constipé est un adulte intoxiqué. Combattre la constipation dans ce cas consiste à procéder à tout un rééquilibrage interne!

La première chose à faire est sans doute de

- commencer par un programme anti-candida pour changer d'alimentation, vous détoxifier le foie et rétablir votre intégrité digestive,
- de vous nettoyer avec une série de séances d'hydrothérapie , chez vous ou en institut,
- d'avoir recours à des huiles essentielles anti-toxiques

Dès que vous irez trois fois par jour aux toilettes, vous saurez que vous serez sur la bonne voie!

CHAPITRE 8

La flore, votre amie

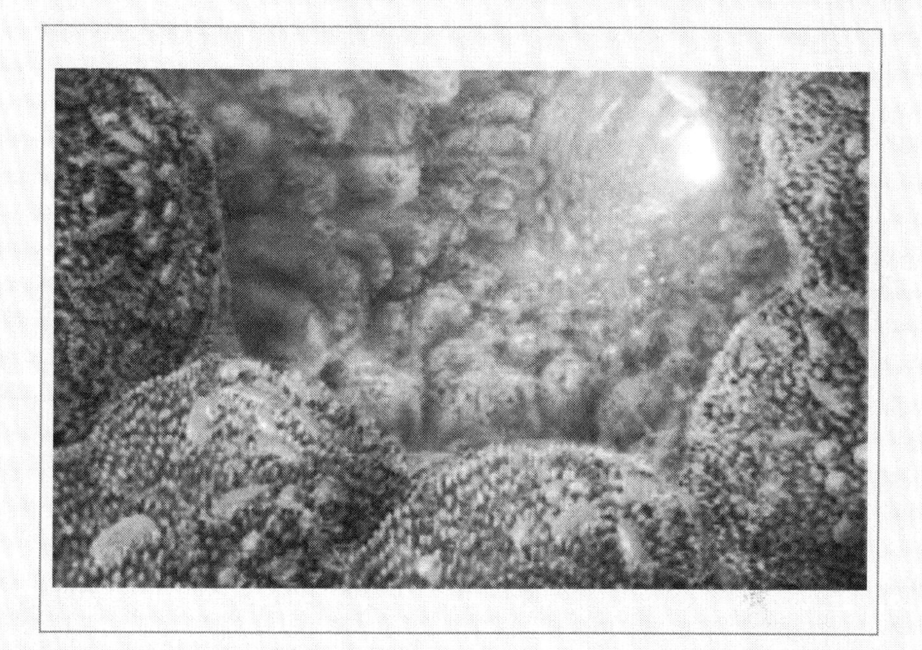

Attention : ceci est un sujet clé à prendre très au sérieux. C'est de la qualité de votre flore intestinale que dépend 80% de votre équilibre immunitaire.

La Flore : 80% de votre immunité

En altérant l'équilibre fragile de votre flore, c'est à dire en déséquilibrant la population de bonnes bactéries et de mauvaises bactéries, vous vous fabriquez tout un ensemble de conséquences qui vont bien plus loin que de simples maux de ventre.

Vous ne parvenez pas à vous passer de certains aliments, comme les biscuits, le chocolat, le café, le pain et le fromage ?

Et bien sachez que de récentes études suggèrent que **les préférences nutritionnelles de votre flore intestinale influencent nos envies alimentaires en envoyant des signaux chimiques par le nerf vague**, le nerf crânien qui relie votre ventre au cerveau.

En fait, les chercheurs ont trouvé que **les bactéries qui vivent dans nos intestins nous manipulent en fonction de ce que réclame leur survie, leur propagation, et surtout, leur capacité à dominer les bactéries ennemies.**

Pour illustrer ce phénomène, j'ai vos propres histoires.

Celles où vous me confiez combien vous avez besoin de sucre à telle heure, de pain à une autre, de café etc…et dès que vous avez commencé à suivre mon programme anti-candida, subitement ces envies changent.

Vous passez un cap, puis vous vous détachez de certains aliments.

Pire, vous réalisez que ce qui vous donnait tellement envie avant ne vous fait plus rien aujourd'hui ! Un peu comme si vous arrêtiez de fumer et que des années après vous vous rendiez compte que la fumée des autres vous dégoûte.

Un autre exemple : une amie américaine me confiait l'autre jour à quel point elle se rendait compte qu'elle était infestée d'une prolifération de candida à cause de son incapacité à résister à une boite de petites gâteaux à la crème !

Elle a raison ! Rien ne me laisse plus froide qu'une boite de gâteaux américains, bien colorés et hyper sucrés…par contre, j'aurais du mal à résister à des biscuits crus aux fruits secs…

Flore et candida

Le candida albicans fait partie de ces bactéries saprophytes qui parasitent vos bonnes bactéries et entretiennent l'inflammation dans votre organisme. **S'il veut survivre, il lui faut les aliments qu'il préfère : le sucre, les hydrates de carbone, les toxines, et si possible, quelques antibiotiques.**

Tant que vous lui donnez tout cela, il est content et poursuit sa croissance en tenant votre flore intestinale en respect.

C'est pour cela que vous avez ce qu'on appelle des envies subites irrésistibles ! Si vous avez décidé de redonner de la force à votre flore intestinale, n'entretenez pas votre candidose ! Résistez à ces envies !

Rappelez-vous continuellement que **les bactéries saprophytes comme le candida albicans ont la capacité de manipuler notre comportement et notre humeur en détournant les signaux véhiculés par le nerf vague**, en changeant nos récepteurs de gout, **en produisant des toxines qui nous donnent des malaises** (en période de manque de sucre) et d'autres qui nous feront nous sentir bien dès que nous aurons fourni les aliments dont elles ont besoin pour proliférer.

Une surpopulation de candida albicans démontre le déséquilibre entre bonnes bactéries et mauvaises bactéries de votre flore intestinale, ce qu'on appelle une flore de mauvaise qualité.

Or, une flore de mauvaise qualité est source d'inflammation des intestins.

En fait, **c'est cette inflammation chronique non identifiée qui est à l'origine de la majorité des maladies chroniques.**

Vous devez comprendre que votre ventre est votre premier foyer d'inflammation.

Votre ventre : première source d'inflammation

Ce sont **les microorganismes qui vivent dans votre système digestif** qui **déclenchent la production de cytokines,** cellules indispensables à la communication entre les cellules.

Ces cytokines (produites dans nos intestins) remontent le nerf vague jusqu'à notre cerveau et disent à notre système immunitaire de relâcher certains produits chimiques.

Ces produits chimiques vont **influencer l'intensité de nos envies**, de notre faim pour certains aliments, ainsi que le cerveau de chacune de nos cellules, décidant si elle produira de l'énergie ou si elle cessera de vivre.

Donc, une réponse inflammatoire débute dans nos intestins, voyage vers notre cerveau, s'y accumule jusqu'à envoyer des signaux au reste du corps qui vont affecter le fonctionnement de l'organisme.

Tout cela pour vous expliquer combien l'équilibre de votre ventre, donc la santé de votre flore, sa capacité à maintenir en respect le nombre des bactéries parasite, affecte et contrôle toute votre santé, qu'elle soit physique ou mentale.

La bonne nouvelle est qu'il suffit souvent de changer notre alimentation pour rétablir notre flore.

La mauvaise est que **les aliments qui nourrissent la flore et replacent ceux qui lui font du mal ne sont pas bon marché.**

Oui, aujourd'hui **la santé coûte cher, parce que la bonne santé de notre ventre est menacée par la norme**, ce qui a été décidé comme nous étant indispensable, ce qui est le plus disponible et le plus largement mis à notre disposition, c'est à dire **les médicaments et les produits fournis par l'industrie alimentaire.**

En effet, aujourd'hui, rien n'est plus mauvais pour la flore que

- Les produits raffinés à base de sucre et de sirop de glucose

- Les viandes issues de l'élevage industriel (que l'on nourrit de granulés et d'antibiotiques)
- Les médicaments anti-inflammatoires non stéroidiens qui endommagent la membrane de nos cellules et perturbent la production d'énergie
- L'eau fluorée et chlorée
- Les aliments génétiquement modifiés
- Le gluten (donc, tous les produits issus du blé)
- Les médicaments anti-acides comme le Prilosec, le Nexium, le Prevacid
- Le stress
- Les herbicides et pesticides issus de l'agriculture industrielle
- Les antibiotiques
- La pollution en général

Aujourd'hui, dans un monde industrialisé, développé, il est difficilement concevable d'échapper intégralement à cette liste, à moins, comme je le dis souvent, d'aller vivre au fin fond du Tibet (et encore...).

Votre flore intestinale a besoin d'une mine de nutriments, mais surtout, de bactéries, pour entretenir son capital bactérien et entretenir une forme de détoxification interne.

Les légumes fermentés

Les légumes fermentés sont **une bonne façon de pratiquer une détox continuelle** afin de ne pas accumuler les toxines environnementales. Mais surtout, ils associent les enzymes et les bactéries pour soigner notre système digestif et rendre les autres légumes plus faciles à digérer.

Cela vaut vraiment la peine d'en avoir sous la main, car une deux cuil à soupe de légumes fermentés (comme le kimchi ou la choucroute) par repas sont suffisantes pour

- Soutenir votre immunité
- Aider les femmes enceintes et allaitantes à transmettre de bonnes bactéries à leur enfant
- Ce simple ajout a un impact sur le comportement des enfants souffrant de TDAH et d'autisme (sachant qu'ils souffrent tous de candidose et d'intestin hyper perméable)
- Réduire les envies de sucre, réguler l'appétit, faciliter la perte de poids
- Aider à éliminer les toxines environnementales, inclus les pesticides et les métaux lourds.

Il est aussi utile d'associer les légumes fermentés à des laitages fermentés comme le kéfir ou le yaourt.

Voici une recette de légumes lacto-fermentés :
http://nimasadi.kiosq.info/Legumes-lacto-fermentes
Vous avez sans doute compris en lisant ces pages que la santé du ventre est une priorité lorsqu'il est question d'équilibre.

CHAPITRE 9

Le côlon : votre meilleur ami

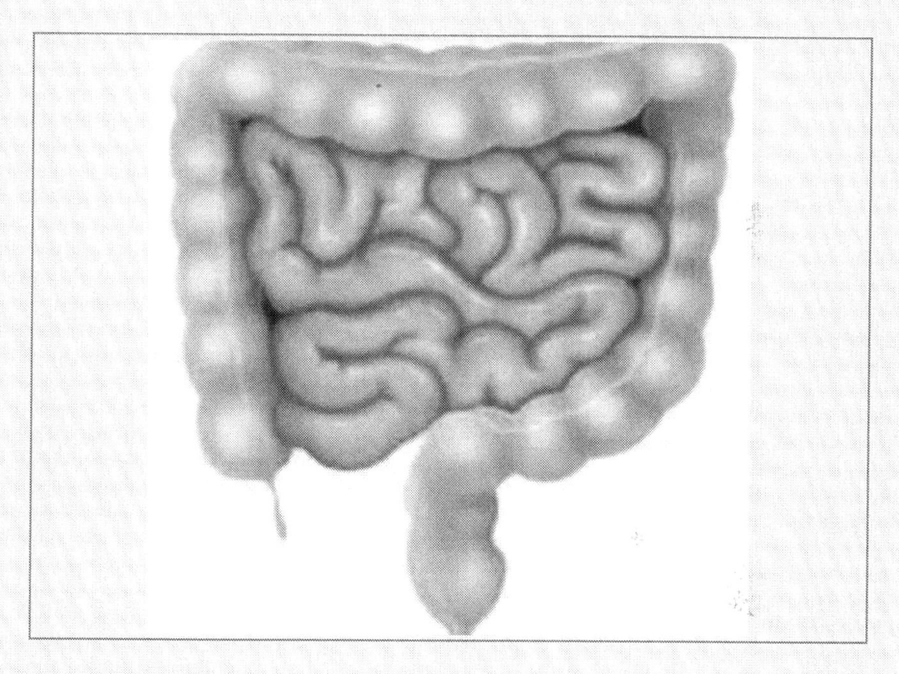

J'ai commencé à m'intéresser à la santé du colon il y a environ 10 ans alors que j'étais étudiante en aromathérapie.

J'étais entourée d'une multitude de spécialistes de la santé et je commençais à être fortement imbibée de littérature de toute sorte concernant la détoxification des tissus, inclus les écrits de Ann Wigmore (http://annwigmore.org/), la prêtresse du cru et des graines germées.

Voici ce qu'elle pense de la santé du colon :

« Mon travail avec les cancéreux a prouvé sans l'ombre d'un doute que le colon était le plus important des organes d'élimination.

La constipation est le plus grand fléau de la santé et très souvent la cause même du cancer. La plupart des constipations est provoquée par un excès d'amidons et une insuffisance d'enzymes pour digérer la nourriture absorbée. Le corps humain a été construit pour éliminer ses déchets après chaque ingestion. Une seule évacuation journalière n'est pas forcément suffisante pour nettoyer le corps, et le colon est généralement rempli de nourriture en décomposition »

Histoire de ventre

Je vivais alors à Hong-Kong où l'hydrothérapie est une pratique courante, aussi bien chez des médecins chinois qui se sont bricolé une installation artisanale pour proposer ce genre de soin à leur clientèle, que dans des centres très confortables, à l'ambiance feutrée, que l'on fréquente régulièrement comme certains fréquentent les bains turcs.

On n'a pas besoin d'être malade pour prendre rendez-vous. On y va pour donner un petit coup de pouce à notre corps, lui faire plaisir, l'aider à se débarrasser de nos excès éventuels et surtout, le soulager de l'accumulation de colles et toxines qu'une vie normale d'occidental nous fabrique au quotidien.

On y croise des habitués dont on se rend bien compte qu'ils ont compris une chose : leur vie en dépend. Cela vous fait peut être sourire... Vous avez bien réussi à vous en passer jusqu'à présent! Oui, mais à quel prix!

C'est fou combien ce genre de sujet provoque de blocages, combien certains de mes clients se font tirer l'oreille pour se soumettre à cette procédure pourtant si simple qu'est l'hydrothérapie.

Pourtant après des années de sucre, de gluten, de beurre, de produits animaux, d'aliments cuits et surtout, de médicaments, je peux vous garantir que votre pauvre colon souffre et que tout ce que vous pourrez entreprendre en terme de régime, prise de vitamines, exercice et diverses thérapies n'égalera le soulagement procuré par quelques séances d'hydrothérapie, ou à défaut, de lavements pratiqués avec une poche en plastique dans votre salle de bain.

J'avoue que j'ai envoyé un cobaye avant de m'y mettre : une amie qui souffrait de problèmes de peau à presque 40 ans. Rien n'y faisait !

Elle était prête à tout….Quatre séances en deux semaines auront suffit pour lui rendre sa peau de jeune fille.

Le colon, c'est la peau et les poumons. C'est aussi votre immunité, vos émotions, votre comportement envers la nourriture, votre énergie, votre sommeil, votre humeur…tout ce que je vous ai déjà expliqué dans le chapitre « Flore ».

Maintenant, plus concrètement : cela fait déjà un certain temps que les études scientifiques montrent que l'alcool, les laxatifs, les produits raffinés, les médicaments, fragilisent la muqueuse intestinale pour produire un sujet qui revient souvent dans ce livre : l'intestin hyper-perméable.

On a vu que cette hyper-perméabilité était à l'origine des inflammations, infections, scléroses, tumeurs et autres défaillances immunitaires.

Nous l'avons vu : nous disposons d'un grand nombre d'outils naturels pour nous en prémunir, dont un régime sec.

Mais lorsque l'on a des décennies d'inflammation et de toxicité dans les boyaux, une simple diète ne sera pas suffisante.

Il faut faciliter l'évacuation des toxines et aider le colon à se soulager.

Pour cela , on dispose de deux moyens complémentaires :

Le lavement à partir d'un sac qui contient de l'eau, et l'hydrothérapie en institut ou à la maison avec un peu de matériel.

Les lavements intestinaux

Il s'agit de remplir une poche en plastique d'environ 1 litre d'eau, de la suspendre de façon à ce que la gravité permette à l'eau qu'elle contient de s'écouler par un tuyau au bout duquel un embout est inséré dans le rectum. A partir de là, il nous suffit de nous mettre à quatre pattes ou allongé sur le coté droit, près des toilettes, et de laisser couler l'eau dans le colon. Dès que l'on sent l'urgence de pousser, on coupe l'arrivée d'eau, on retire l'embout et on laisser s'écouler l'eau et le reste dans les toilettes.

C'est une pratique qui date de l'antiquité (au moins !) et dont on parle déjà dans l'évangile essénien.

Dans son excellent livre (hygiène intestinale », le Dr Christian Tal Shaller vous donne les conseils suivants :

Utiliser de l'eau tiède

Ne pas hésiter à refaire un deuxième lavement tout de suite après le premier (plus on est bouché, plus on ressent rapidement l'urgence d'aller aux toilettes)

Après chaque usage, laver le tuyau flexible à l'eau savonneuse, surtout si vous y avez ajouté de l'eau argileuse ou de la chlorophyle liquide.

Les enfants profiteront des lavements dès 6 ans

La femme enceinte se fera de petits lavements d'un demi litre

Les personnes âgées peuvent pratiquer le lavement quotidien sans danger

Les lavements rééduquent la motricité du colon

Les lavements à l'argile sont conseillés durant une cure de détox

Le lavement à l'argile : diluer 2 cuil à soupe d'argile dans 1 litre d'eau. Laisser poser 2 heures. Ajouter 1 litre d'eau chaude et procéder au lavement.

L'hydrothérapie

C'est la taille au dessus du lavement : l'arrivée d'eau est continue pendant une plus longue période (pour moi, entre 30 et 45 minutes) car on dispose d'une plus grande source d'eau (un baquet d'eau ou un robinet)

Ce type de lavement est offert par des techniciens dans des cabinets spécialisés qui peuvent vous donner un diagnostique quant à votre état de pollution interne et vous diriger par rapport à vos besoins.

C'est très utile de commencer ce type de pratique avec un pro. Personnellement, je me suis vite dirigée vers un moyen de le faire moi même pour tenter une grosse détox qui nécessitait une hydro par jour pendant une semaine (dont je vous donne la recette plus loin). Je me voyais mal me déplacer tous les jours pour faire mon hydro, durant cette détox qui réclame beaucoup de repos.

Donc, je me suis procurée de quoi suivre la procédure à la maison, et cela fonctionne très bien. Il existe divers outils, dont la planche à installer sur les toilettes, et un matériel plus léger, qui vous permet de vous asseoir sur les toilettes, et que je n'ai pas encore essayé. Je vous donne les détails dans la page « sources ».

Quand et pourquoi choisir l'hydrothérapie ?

Je dirai que l'hydro est un système de nettoyage plus profond des muqueuses. Il permet d'accéder à des matières incrustées là depuis des années...voir des décennies.

Ce système d'élimination puissant (et pourtant sans produits chimiques) permet d'éliminer des matières aussi variables qu'une sorte de blanc d'œuf (du mucus), des matières qui ressemblent à un cordon ombilical vide, ou des boyaux vides…des morceaux de plusieurs mètres.

Plus on va loin, plus ce qu'on élimine est foncé et putride.

Cette technique n'est pas une menace pour la flore intestinale, cependant, rien ne vous empêche de faire plaisir à votre flore en prenant des probiotiques après chaque lavement, et même , de pratiquer une petite injection rectale de chlorophylle liquide (avec une mini poire en caoutchouc pour le nez des bébés) avant de vous coucher.

Cette pratique est la seule capable de vous délivrer de vieilles selles dures comme de la pierre, porteuses d'une multitude de parasites.

Le mieux évidemment est de pratiquer par cure : il est très efficace d'associer des hydros à une détox alimentaire comme celles que je vous propose ici. Dans mon autre livre, l'Equilibre anti-Candida, je préviens le lecteur qu'il va devoir pratiquer au moins une hydrothérapie durant les deux premières semaines de sa détox.

Personnellement, je choisi le lavement à la poche pour aller plus vite, et l'hydro si je me rends compte que j'ai besoin de faire le vide...à chaque changement de saison par exemple.

Notez que je ne me mets plus dans une situation ou l'hydro tous les jours est nécessaire ! Enfin, j'essaye...en me détoxifiant tous les jours le plus possible, ce que je vous suggère ici, dans ce livre.

Donc pour résumer, si vous avez besoin de frapper un grand coup, si vous souhaitez suivre une détox, associez la à l'hydrothérapie.

En suite, lorsque vous aurez trouvé une nouvelle forme d'équilibre, chouchoutez le avec ma détox journalière et le recours régulier au lavement à la poche.

Un ventre sain

Un ventre sain est la fondation d'un corps sain.
Malheureusement il suffit que les problèmes digestifs et les sensibilités alimentaires ne soient pas bien gérés pour que l'on soit sujets au moindre rhume qui passe...tout simplement parce que 70% des cellules qui constituent notre immunité sont situés dans nos intestins.

Bref, une digestion paresseuse, une mauvaise alimentation, du stress, les toxines environnementales et surtout, les médicaments, se tiennent la main pour enfreindre notre équilibre général.

Vous comprendrez combien nettoyer les intestins régulièrement est une bonne idée, mais s'y atteler au quotidien ne peut pas faire de mal. Bien sur, les huiles essentielles sont un excellent moyen de se détoxifier, mais les associer à des aliments qui en font autant, c'est encore mieux.

Le but est simplement de **stimuler l'évacuation du colon** de l'accumulation des toxines, ce qui vous aidera à perdre du poids, améliorer votre digestion et vous rendre votre énergie.

Donc, au palmarès des aliments qui détoxifient vos intestins :

- Les légumes à feuilles vert foncé
- Les fibres balayent les intestins, aident le corps à se protéger des toxines auxquelles il est exposé.

Cependant : si votre système digestif est déjà inflammé (si vous subissez les alternances de constipation et de diarrhée, des gaz, des maux de ventre au moment des repas...), **évitez de consommer les légumes fibreux crus,** ce qui aurait pour effet d'encore plus vous irriter.

Pour vous, **ces légumes doivent être consommés cuits** (à l'étouffée, à la vapeur, en soupe etc...) et **additionnés d'une bonne source de gras** pour faciliter le niveau d'absorption des vitamines (beurre d'alpage, huile de première pression à froid, avocats) **ou en jus**, sur une base de jus de carotte.

Un bon exemple de jus :
5 carottes pour une poignée d'épinards et une branche de céleri, le tout passé à la centrifugeuse, et additionné d'un peu de jus de citron.

Les graines de chia pour ballayer

Personnellement, j'en mets partout, et je vous encourage à en faire autant : ces petites graines sont les super nettoyeuses de l'intestin!
Dès qu'elles sont en contact avec de l'eau, elles gonflent et se transforment en une sorte de gelée. C'est cette gelée qui nettoie l'estomac et stimule le transit, sans irriter, parce qu'en plus d'être douces, elles contiennent des omégas 3 (anti-inflammatoires).
Vous pouvez simplement boire un verre d'eau dans lequel vous aurez mis à tremper une cuil à soupe de graines de chia, en ajouter à votre pâte à crêpe, à vos gâteaux, biscuits, flocons d'avoine, smoothies etc...et surtout, vous pouvez les utiliser pour remplacer les oeufs pour faire des pudding!

En voici un très facile à réaliser et vraiment abordable.

Pudding Chia-fraises (sans gluten, sucre ni produits laitiers)

10 cuil à soupe de graines de chia
1/2 litre de lait (amande, noix de coco, noisette etc...)
3 dates coupées menu
3 bols de fraises fraiches ou congelées
3 cuil à soupe de miel, sirop d'érable, sucre de coco ou autre
1 goutte d'huile essentielle de citron diluée dans une cuil à café d'huile de coco liquide (à ajouter au lait)
Pour 3 personnes.

Faire tremper les graines dans le lait pendant une bonne heure. Ajouter l'huile essentielle.
Passez les fraises au mixer avec le produit sucrant. Ajoutez y le lait au chia.
Versez dans des petites coupes ou des petits verres, et parsemez morceaux de fraises ou de pistaches hachées. C'est tout!

CHAPITRE 10

Les pages anti inflammation et toxicité

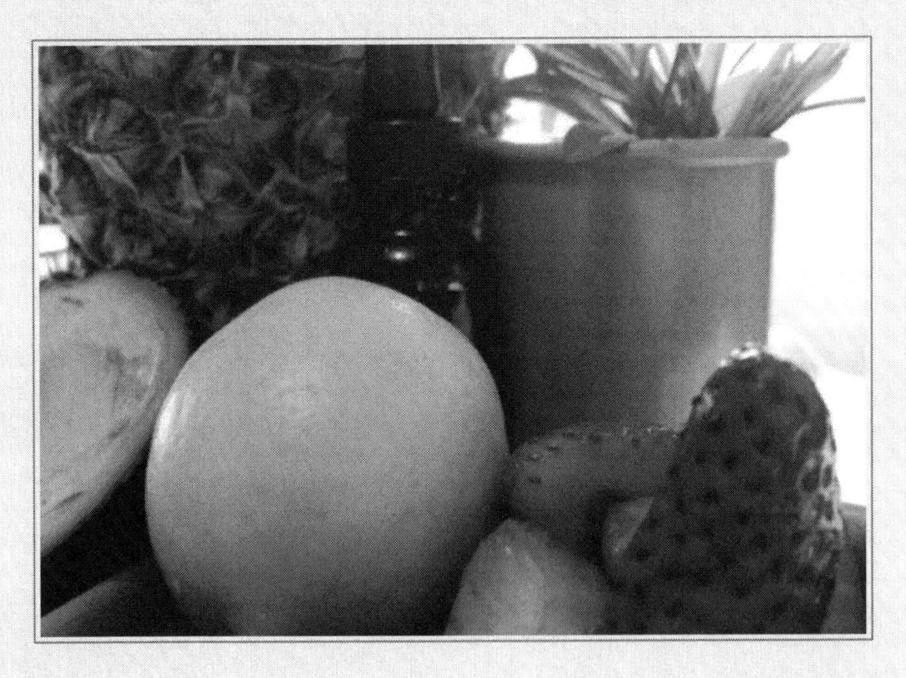

Les chapitres qui suivent vous donnent les bases qui vous mettent sur le chemin d'une vie sans inflammation ni toxicité.

Les huiles essentielles de l'immunité

Savoir cuisiner avec les huiles essentielles

Cuisiner pour vous réparer

Choisir le bio ou le pas bio?

Les goûts à éviter

Goûts de l'élimination et de la détox

Sans gluten

Remplacer le mauvais par le bon

Herbes et épices

La liste des courses

Tao de l'art de désinflammer

CHAPTIRE 11

Vos huiles essentielles de l'immunité

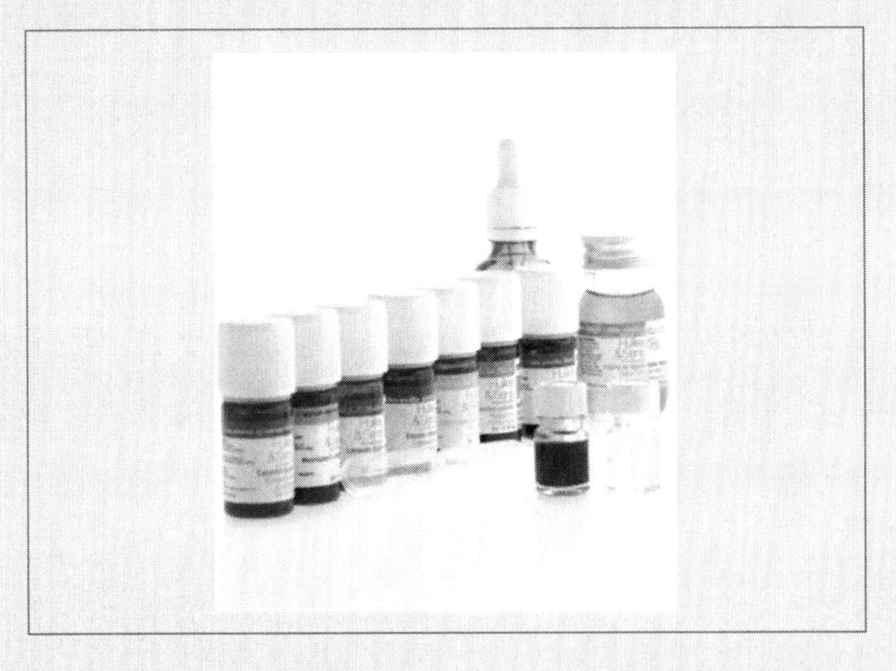

La plupart des huiles essentielles soutiennent une immunité harmonieuse dans le sens où **elles participent à une détoxification générale** et à un équilibre psycho-émotionnel. Je vous en présente un certain nombre dans le chapitre qui suit **sur les huiles essentielles à utiliser dans la cuisine.**

Cependant, il est des huiles essentielles qui sont tout particulièrement indiquées pour soutenir le système immunitaire d'un point de vue holistique.

Voici, triées et allégées, des information issues de ma formation en aromathérapie holistique, AromaPro.

Ces informations concernent principalement l'immunité : si vous souhaitez connaitre toute l'étendue d'action de ces huiles, référez vous à mon manuel d'aromathérapie holistique : l'Essentiel de l'Equilibre.

EUCALYPTUS - EUCALYPTUS GLOBULUS

C'est l'huile essentielle des infections pulmonaires

Analgésique, antiseptique, antispasmodique, déodorante, diurétique, cicatrisante, mycolytique, antifongique, anti-rhumatique, fortement anti-bactérienne, décongestionnante, expectorante, immuno-stimulante.

C'est l'huile à laquelle on a recours en cas de grippe, rhume, épidémies, varicelle, oreillons, malaria, typhus, roséole.

Elle prévient les infections virales : stimulant immunitaire (augmente les effets des gamma et béta globulines), réduit les réactions inflammatoires.

Anti- microbien, anti-staphylocoque, streptocoque, e-coli.

PALMAROSA - CYMBOPOGON MARTINI

C'est l'huile essentielle des infections virales de la peau via la santé du ventre

Antiseptique intestinale, antivirale, anti-bactérienne, fébrifuge, stimulante cardiaque, stimulante digestive, antifongique, cicatrisante, hydratante, vermifuge, refroidit le corps, soulage de la colère, de l'irritabilité, de la jalousie passionnelle.

PIN SYLVESTRE - PINUS SYLVESTRIS

C'est l'huile des infections respiratoires

Antifongique, anti-infectieuse, décongestionnante, neurtonique, hypertensive, anti-diabétique, cortisone like.

Réchauffe, rafraichi pendant la fièvre, grippe, aide en cas d'inflammation et de réactions allergiques, aide en cas d'infections sévères.

EPINETTE NOIRE - PICEA MARIANA

C'est l'huile essentielle qui remonte l'immunité par l'énergie originale des reins

Antispasmodique, anti-infectieuse, anti-inflammatoire, antifongique, antiparasitaire, stimule les adrénales, anti-microbienne, anti-tussive, diurétique, expectorante, tonique générale, neurotonique.

Elle est indiquée en cas de : rhumes, grippe, infections, tous cas d'immuno-dépression

CISTE LADANIFÈRE - CISTUS LADANIFERUS

C'est l'huile essentielle qui stimule l'immunité via le traitement du bagage émotionnel et ADN (émotions lourdes, maladies infantiles, auto-immunité)

Anti-arthritique, antimicrobienne, antiseptique, antitussive, antiseptique, anticoagulante, cicatrisante, régule le système nerveux parasympathique.

C'est l'huile essentielle de choix en cas de : infections virales, varicelle, oreillons, rougeole, scarlatine, toute maladie auto-immune.

POIVRE NOIR – PIPER NIGRUM

C'est l'huile essentielle de la fièvre. On l'utilise pour se protéger des rhumes et de la grippe, des infections virales, lorsque l'infection est là, elle aide à faire chuter la fièvre.

GÉRANIUM – PELLARGONIUM ASPERUM

Géranium est l'huile des infections virales par l'herpès Zooster, le virus de la varicelle et du zona, donc, elle est antivirale, tout en étant immuno- stimulante.

• C'est l'huile essentielle du bouton de fièvre et des infections de la peau

BERGAMOTE – CITRUS BERGAMIA

C'est l'autre huile de l'herpès, du zona et de la varicelle. Elle complémente très bien le géranium au sein d'une synergie.

Dans tous les cas, elle stimule l'immunité. C'est l'huile essentielle de l'immunité des enfants et des dépressifs

CHAPITRE 12

Les huiles essentielles dans la cuisine

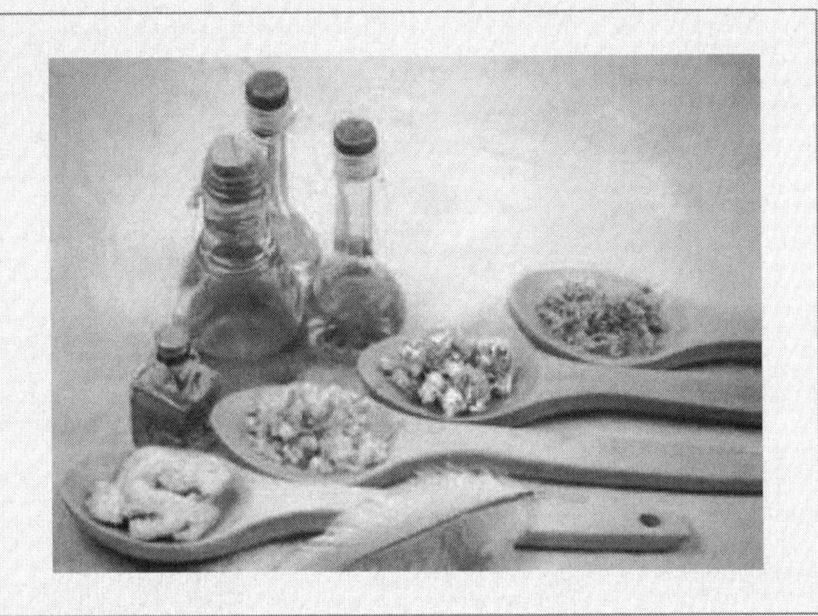

Le goût et les arômes se mélangent très bien à la cuisine.

C'est le moment d'utiliser l'appât du goût pour profiter quotidiennement des pouvoirs détoxifiants des huiles essentielles.
Toutes ne sont pas indiquées pour parfumer et rehausser les plats, mais voici la liste de celles qui le sont, alors ne vous privez pas de bénéficier à la fois de leur gout et de leurs principales propriétés thérapeutiques que je vous livre ici.

Note : Ne vous attendez pas à retrouver à l'identique l'arome de la plante car la distillation, qui est le moyen d'extraction le plus utilisé, transforme légèrement l'odeur finale de l'huile essentielle.

Le basilic : ocimum basilicum.
Antispasmodique et neurorégulatrice, elle est très conseillée si vous avez des problèmes de digestion, de l'aérophagie et de colon irritable. Elle protège contre les infections virales.

Le thym : Thymus vulgaris à linalol.
Très anti-fongique et vermifuge, elle agit sur le système digestif et urinaire en cas de cystites, entérocolites à staphylocoque, et les colites.

Le serpolet : Thymus serpylum.
Très antiseptique du système digestif et uro-génital, c'est aussi un tonique général qui agit contre la fatigue, l'asthénie nerveuse et psychique.

Le clou de girofle : **eugénia caryophyllata.** Antifongique, antivirale, antibactérienne et stimulante, cette huile vous protégera des épidémies d'angines, d'entérocolite et des cystites.

Le poivre noir : piper negrum.
Elle donne de l'appétit et stimule la digestion

Le gingembre : zingiber officinale
Cette huile aphrodisiaque est aussi un bon tonic digestif.

La muscade : myristica fragrans
Encore une huile qui tonifie le système nerveux, remet sur pieds et rééquilibre le système digestif, surtout en cas de diarrhée et de parasitose.

Le romarin : rosmarinus officialis à verbenone
Très bonne pour assainir le foie et les voies respiratoires, mais aussi en cas de dépression nerveuse. Il faut cependant l'utiliser légèrement...ne pas en abuser si on est très sensible du foie et enceinte.

L'origan : origanum heracleoticum à carvacrole
Une bonne façon d'allier un très bon antifongique à un très bon anti-infectieux. Cette huile agira sur tous les problèmes respiratoires, digestifs et urogénitaux.

Note : Si vous souhaitez aussi utiliser cette huile en massage sur le ventre, assurez vous qu'elle est très bien diluée sa teneur en carvacrole la rend irritante.

La cannelle : cinnamomum cassia (sucrée) et cinnamomum verum (épicée)
Encore une huile très anti-fongique et anti-bactérienne à très large spectre, à utiliser pour vous protéger autant que pour traiter vos problèmes digestifs.
Faites attention à bien la diluer si vous l'utilisez en massage sur une peau sensible (beaucoup d'huiles très antiseptiques sont un peu irritantes).

La menthe poivrée : mentha piperita
Non seulement la menthe est anti-fongique, mais elle est aussi très bonne pour le système digestif en tant que tonique hépatique.

Le citron : citrus limonum
C'est une des huiles les plus antiseptiques, anti- infectieuse et anti-virale qui de plus, soutien votre foie. Donc, ne vous en privez pas, surtout en période d'épidémies

L'oranger bigaradier : citrus aurantium
Cette huile anti-spasmodique n'est pas qu'agréable au gout : elle est rééquilibrante pour le système nerveux.

La mandarine : citrus réticulata
Encore une huiles qui sent bon et qui fait du bien : la mandarine est une huile de choix contre les insomnie et les déséquilibres du système nerveux central. Une grande arme anti-stress and anxiolytique.

La rose : rosa damascena
Pour moi, la rose est l'huile des huiles. Bien sur, vous ne pouvez pas la même partout dans la cuisine, mais si vous pouvez l'utiliser dans un dessert, vous lui donnerez une dimension supplémentaire grâce à son action neurotonique, anti-infectieuse et harmonisatrice générale.

Règles de base pour cuisiner avec les huiles essentielles

Ces huiles ne sont pas seulement des goûts et des odeurs ! Ce sont de véritables petites mines d'effets thérapeutiques.

Donc, il faut respecter le fait qu'elles agissent sur l'organisme (tant mieux !) et que si on va les consommer, que ce soit avec légèreté.

On ne doit pas avoir la main lourde !

La goute unique est la règle, et la base grasse est obligatoire : Vous devez vous assurer de ne pas vous retrouver avec une goutte d'HE sur la langue !

Aussi, vous devez faire en sorte que l'HE soit bien incorporée à une préparation, qu'elle soit chaude ou froide, grâce à une base grasse (beurre fondu, lait de coco, lait d'amande, yaourt, huile de coco etc...)

Evitez de faire cuire l'HE...il vaut mieux l'ajouter en fin de préparation.

Cela représente un plus indéniable pour profiter des propriétés de la source botanique choisie.
Vous n'avez plus besoin de faire infuser des plantes telles que le thym, le girofle ou le romarin secs : en les ajoutant au moment de servir, elles vous arrivent entières.

Par exemple :

Après avoir mixé une soupe, ajouter une goutte d'HE dans un peu de yaourt ou de bouillon de poule avant de l'ajouter à la soupe.

Dans une crème, ajoutez la goutte d'HE lorsque la préparation est refroidie. Evitez d'en mettre dans une salade de fruits, par manque de corps gras.

Dans la sauce d'un plat chaud, ajoutez la goutte d'HE avant de servir pour rehausser la saveur de la sauce. (une goutte de basilic dans la sauce tomate...)

De même, il serait inutile de faire infuser du thym, de la muscade ou du clou de girofle dans une eau de cuisson si vous en ajoutez une goutte en fin de préparation.

Dans la pâte d'un gâteau qui va aller au four, vous pouvez ajouter de 1 à 3 gouttes d'HE...citron, orange, cannelle sont très bons dans les gâteaux.

L'HE de cannelle cassia donne une saveur sucrée à la préparation qui peut remplacer l'addition d'un produit sucrant dans un granola par exemple.

La menthe va très bien dans les préparations au chocolat

Le citron, l'orange, la mandarine, la rose agrémentent très bien les biscuits, le granola, les pâtes à gaufres...

Le basilic, le citron, le fenouil, le romarin s'associent très bien à une vinaigrette ou une sauce tomate.

Le poivre et le gingembre donneront de la profondeur à un curry.

CHAPITRE 13

Vous devez cuisiner pour vous réparer

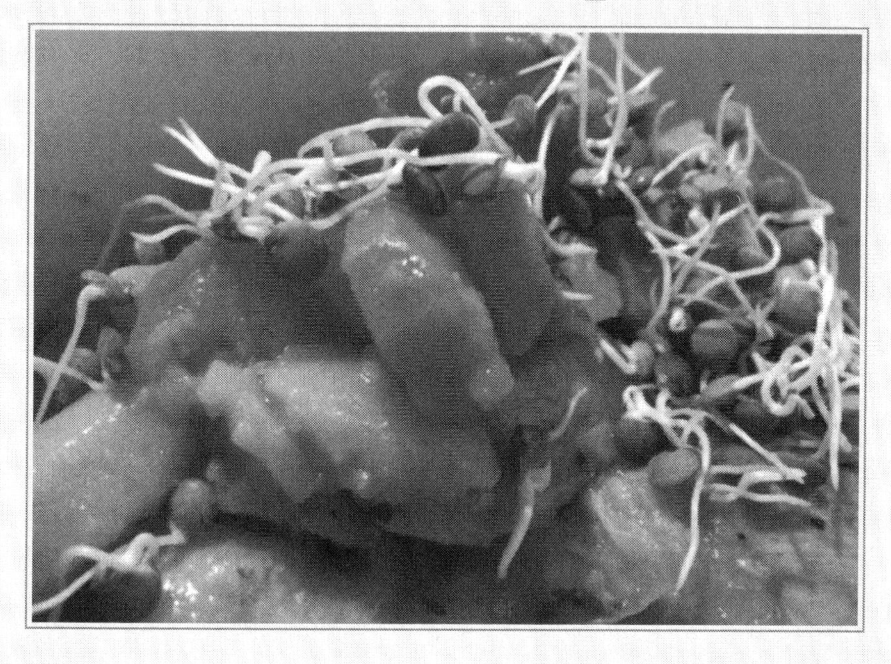

Il y a ceux qui ne cuisinent pas parce que ça ne les intéresse pas, qu'ils n'ont pas le temps ou le talent, et ceux qui ne cuisinent pas parce qu'ils préfèrent ce que l'industrie alimentaire leur propose.

Or, sachez une chose : les aliments qu'on vous propose dans le commerce peuvent être pratiques, mais ils vous couteront toujours plus qu'un plat préparé à la maison, que ce soit en terme d'argent ou de santé.

En fait, les deux aspects sont liés : à long terme, cuisiner à la maison est ce que vous pouvez faire de mieux pour votre porte monnaie et votre santé. Et la santé, n'ayant pas de prix...Ne pas vous en soucier coute très cher.

Des études récentes sur l'alimentation saine ont décemment montré que la cuisine à la maison tend à réduire le montant de calories inutiles, c'est à dire, les calories vides largement proposées par l'industrie alimentaire. Sucre, sel, gras...c'est le trio infernal de l'addiction, trois ingrédients clés savamment dosés par des chimistes pour vous rendre dépendants de ces produits si faciles à trouver partout! Avec ces trois ingrédients, beaucoup, beaucoup de calories vides. La sensation de satisfaction artificielle.

Ne pas faire l'effort de cuisiner peut donc vous peut vous couter très cher alors qu'avec quelques bases, vous avez de quoi cuisiner intelligemment, de quoi vous faire du bien au corps, à l'âme, et au porte monnaie.

Voici quelques bases à avoir toujours sous la main pour vous mettre sur la bonne voie.

Aliments anti-inflammatoires

Comme je le disais plus haut, **l'inflammation est au cœur de la majorité des maladies chroniques**, inclus le cancer, l'obésité et les maladies cardiaques, toutes ces maladies qui vous condamnent à pendre beaucoup de médicaments, souvent à vie, et à vous intoxiquer de plus belle.

En les évitant ou les combattant via l'inflammation vous vous donnez des chances de réussir.

Tout va bien tant que cette inflammation est ponctuelle. Tout va mal si elle est permanente. Et votre alimentation est pour beaucoup dans cet état inflammatoire permanent.

Un grand nombre d'aliments (si on peut les appeler comme cela) sont connus pour provoquer l'inflammation et installer l'inflammation chronique.

La clé pour réduire l'inflammation est de commencer par éliminer ces aliments :

- Le sucre raffiné, le fructose extrait des fruits et les céréales raffinées (blé, riz, maïs etc…). Le fructose ne devrait pas excéder 25 gramme par jour.

- Le cholestérol oxydé : c'est à dire, les graisses animales cuites

- Les aliments cuits à haute température, en particulier la friture utilisant les huiles d'arachide, maïs et soja

- Les graisses trans

Simplement remplacer les aliments raffinés par leur contrepartie entière, crue et bio, est déjà un grand pas.

Réensemencer les intestins est aussi très important, avec des aliments fermentés. Je vous donne des recettes dans ce livre au chapitre 9.

Identifier vos propres sensibilités, allergies et intolérances alimentaires est obligatoire (dans la section "outils de nettoyage").

Mais malgré tout, vous ferez les bons gestes en augmentant votre consommation de ce qui est **naturellement anti-inflammatoire**

Voici les sept aliments les plus anti-inflammatoires

- **Les oméga 3** d'origine animale. L'huile de Krill réduit de façon significative l'inflammation et le stress oxydatif.

- **Les feuilles vertes** : épinards, blettes, kale contiennent de puissants anti-oxydants, flavonoides, caroténoides et vitamine C, qui tous protègent contre la dégénérescence cellulaire. La meilleure façon de les consommer est en jus, sur une base de jus de carotte.

- **Les myrtilles** : elles contiennent très peu de sucre et beaucoup d'antioxydants.

- **Thé matcha** : c'est le thé vert le plus riche en anti-oxydant. 17 fois plus que les myrtilles et 7 fois plus que le chocolat noir.

- **Aliments fermentés** : nourrir votre flore intestinale est très important pour soutenir l'activité normale de votre système immunitaire, ce qui aide à éloigner les risques d'inflammation chronique.

On le sait, la majorité des maladies inflammatoires et chroniques ont pour origine un mauvais système digestif.

Les aliments fermentés tels que le kéfir, le Kimchi, la miso, la choucroute, les olives vont aider à réensemencer votre flore en bonnes bactéries.

CHAPITRE 14

Bio ou pas bio?

de quoi faire les bons choix

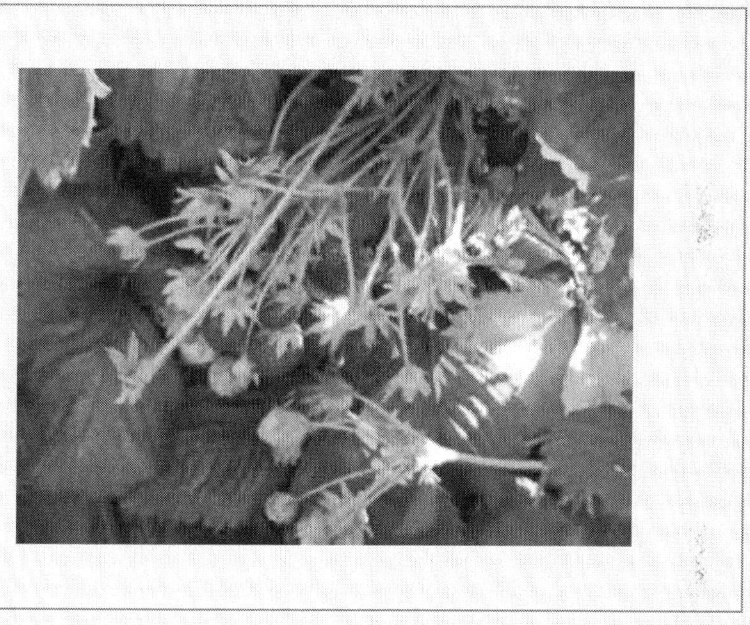

Je n'aime pas la radicalité. Bien sur, idéalement, nous devrions avoir tous accès à ce qu'il y a de plus propre, nourrissant et sain à manger. Mais l'industrialisation de notre agriculture en a jugé autrement.

Il y a pire que de manger sale : vivre dans le stress de ne pas manger assez propre. On ne peut pas éviter la pollution...mais nous pouvons agir le plus intelligemment possible pour la subir le moins possible.

Oui, idéalement, il faudrait manger tout bio, et pour plusieurs raisons :

• Préserver la terre des cultures intensives et des pesticides chimiques

• Obtenir une qualité nutritionnelle satisfaisante de nos aliments

• Consommer des aliments qui nous font du bien

• Ne pas subir l'accumulation des toxines environnementales fournies par les pesticides.

• Ne pas consommer de bactéries résistantes aux antibiotiques.

La clé d'une alimentation propre est l'absence de produits chimiques, ce qui est de plus en plus difficile à obtenir, même avec des produits bio.

On ne se rend pas souvent compte des effets des pesticides sur l'organisme. Pour vous donner une idée, les organophosphates, pesticides dangereux utilisés dans l'agriculture conventionnelle sont à l'origine de symptômes tels que :

• confusion mentale

• anxiété

• perte de mémoire

• dépression

• changement de personnalité

Donc, autant limiter les risques le plus possible, en choisissant le bio le plus possible. I

l n'est malheureusement pas toujours possible d'y avoir toujours accès.

Certains fruits et légumes sont plus sales que d'autres (chimiquement parlant), et ce sont ceux que vous devrez choisir bio en priorité.

A choisir bio :

Pommes, fraises, raisins, céleri, pêches, épinards, poivrons, nectarines, concombres, tomates, petits pois, pommes de terre, myrtilles, laitues

Les plus propres de l'agriculture conventionnelle :

Avocats, maïs, ananas, chou, petits pois congelés, oignons, asperges, mangues, papayes (pas de Hawaï), kiwi, aubergine, pamplemousse, melon, chou fleur, patate douce.

Les produits animaux :

Là, malheureusement, il n'y a pas trop le choix :

les laitages doivent être bio, les fromages au lait cru, le lait non stérilisé, les viandes issues d'élevages en pâturages.

Les poissons doivent être sauvages, et les plus petits possibles (pour éviter les métaux lourds).

CHAPITRE 15

Gouts de l'élimination et de la détoxification

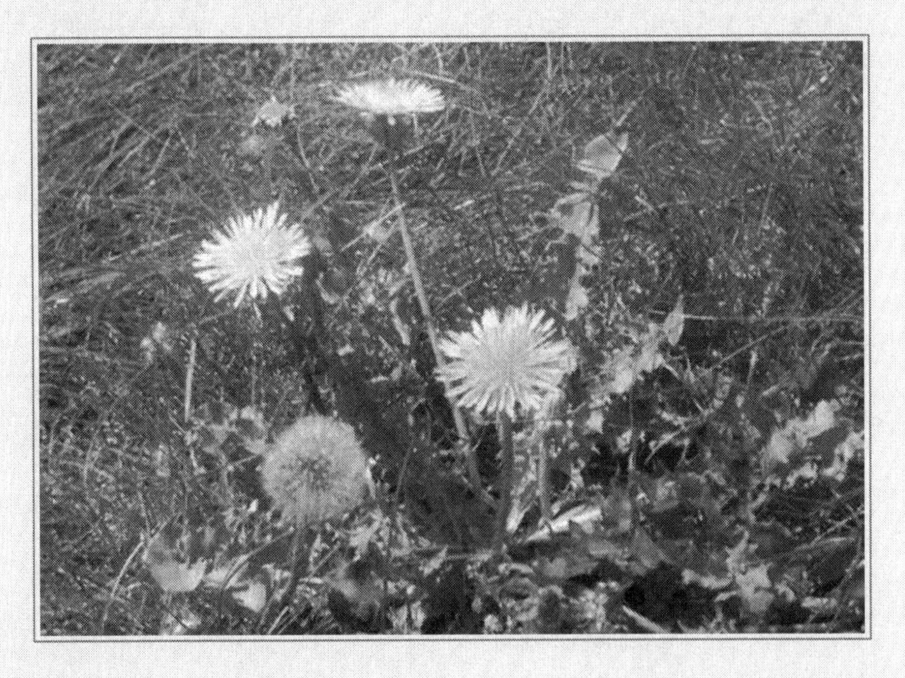

Pour obtenir une détoxification cohérente du corps il est vital de se consacrer au nettoyage du colon mais aussi à celui des organes qui filtrent les toxines du corps, tels que le foie et les reins.

Pour aider le corps se désintoxiquer et à faire fonctionner ses organes émonctoires correctement, il faut s'assurer que les 9 facteurs vitaux d'élimination soient soutenus par les bons nutriments et par les bonnes huiles essentielles.

Le système neuro-musculaire

Le système nerveux et les muscles du tract gastro-intestinal contrôlent le rythme du transit des aliments que nous consommons. S'il est trop lent, les toxines s'accumulent et encrassent les intestins, vous rendant plus vulnérable à l'inflammation et aux maladies chroniques.

S'il est trop rapide, les nutriments n'ont pas le temps de passer à travers la membrane des intestins jusque dans la circulation sanguine et les fibres n'ont pas le temps de s'accrocher aux toxines qu'elles doivent balayer.

Le piment de Cayenne et le pissenlit participent à ce balayage!

Alors le plus souvent possible, consommez du pissenlit, en salade ou sauté, en légume, avec un oeuf poché par dessus et parsemé de graines et noix hachées.

Les huiles essentielles de menthe poivrée et de fenouil doux sont aussi les bienvenues.

Bien sur, vous pouvez vous les administrer via un massage du ventre, dans une base d'huile de pépin de raisin. Mais une goutte d'huile essentielle de fenouil dans la vinaigrette de votre salade de pissenlit est aussi une bonne idée, non?

Ma vinaigrette au fenouil pour le pissenlit

Dans un bol, associez

1 cuil à café de moutarde bien forte

1 cuil à café de vinaigre de cidre non filtré, cru

2 cuil à soupe d'huile d'olive vierge

1 cuil à soupe d'huile de noix

1 goutte d'HE de fenouil

Une belle gousse d'ail écrasée

Le système respiratoire

Les poumons aussi participent à l'évacuation des toxines en dehors du corps.

Avec une moyenne de 24000 souffles par jour, l'expiration de toxines dans chaque souffle fait des poumons des organes majeurs de l'élimination des déchets de l'organisme. C'est pour cela que lorsque vous respirez bien, vous éliminez bien!

Bien sur, vous respirez plus intensément en faisant de l'exercice, en marchant vite, en courant etc...mais sachez une chose : les toxines dans vos intestins participent à leur déséquilibre, ainsi qu'à l'apparition des infections des voies respiratoires. Encore une bonne raison de ne pas négliger votre ventre.

Donc, si vous enchainez les problèmes respiratoires, commencez par assainir vos intestins, stimuler votre transit, vous faire des lavements à l'eau, en aidez vous à mieux respirer avec les huiles essentielles ad oc.

On ne compte pas les huiles essentielles qui soutiennent le système respiratoire : les plus connues sont

le thym vulgaire tellement antiseptique, anti inflammatoire et antifongique,

la lavande aspic, fortement antivirale, antibactérienne et antifongique

le romarin officinale, mucolytique, antispasmodique et décongestionnant

le cèdre de l'atlas, antiseptique, expectorant et mucolytique

la ravensara aromatica, anti-infectieuse, antitussive et immunostimulante

Le mieux est bien sur de vous les appliquer en massage (diluées) sur la poitrine et les avant-bras (là où circule l'énergie du poumon).

Mais c'est aussi le moment de boire un bon bol de bouillon d'os, de la tisane de thym et romarin, et d'ajouter à vos plats une petite goutte de ces herbes version huiles essentielles.

Le foie

C'est l'un des organes de nettoyage principaux de notre corps.

En fait c'est L'organe duquel tout découle.

Non seulement il filtre les toxines des aliments que nous consommons, mais il doit continuellement filtrer les toxines de notre sang ! Ce qu'il ne filtre pas est déplacé vers les autres organes émonctoires, en particulier les reins. C'est ce qui se passe lorsque l'on ingère un produit non fabriqué par la nature, donc, que le foie ne sait pas reconnaitre.

Inutile de dire qu'il faut lui faciliter la tâche au maximum en évitant de manger trop de « cochonneries » ou de consommer des médicaments (tous issus de produits chimiques) et qu'il n'est pas superflu de l'aider au quotidien avec quelques plantes magiques telles que le pissenlit et l'artichaut, des substances naturelles telles que la bétaine HCL et la L glutamine.

Mais surtout, vous pouvez l'aider au quotidien en lui offrant les bienfaits des huiles citées dans le soutient de la péristalsis et de la production biliaire, c'est à dire la menthe poivrée et le fenouil, mais il y a aussi les camomilles (Romaine et Allemande), l'immortelle et le romarin, qui agissent à la fois sur l'assainissement et la protection énergétique de cet organe ainsi que sur l'état émotionnel, la colère, qui y est lié.

Parmi ces huiles essentielles, un certain nombre ont leur place dans la cuisine :

La menthe poivrée, le fenouil et le romarin.

Ayez en une bouteille de chaque à portée de main et dès que vous avez une base grasse, faites vos expériences, une goutte à la fois.

L'estomac

Une digestion paresseuse est souvent à l'origine de la prolifération de certaines bactéries indésirables, productrices de toxines au niveau des intestins.

Pour bien éliminer, votre digestion doit être de bonne qualité.

C'est ce que la bétaine HCL, la L-glutamine et la L-glycine peuvent vous aider à obtenir, en coordination avec la prise d'huiles essentielles protectrices de la digestion telles que :

la cardamome,

la camomille Allemande

la bergamote,

En massage régulier sur le ventre, ou, tout simplement dans votre crème de jour (la camomille Allemande est magnifique pour la peau) et dans vos petits plats avec la cardamome.

La façon la plus rapide et la plus saine de profiter de l'HE de cardamome revient à l'ajouter à un yaourt. Bien sur, vous pouvez le transformer en smoothie!

Smoothie mangue-cardamome

Pour une personne.

Versez un yaourt bulgare dans un blender.

Ajoutez y un jus de citron vert, une demi-mangue en morceaux (fraiche ou congelée), une petite cuillère d'huile de coco fondue et une goutte d'HE de cardamome.

Servez de suite, en smoothie, ou en dessert frais.

Les reins

Ils sont la station principale de recyclage du corps.

C'est là que les toxines et les vieilles cellules usagées, les protéines, sont réduites en charpie de façon à récupérer ce qui peut encore servir et éliminer le reste par l'urètre.

C'est une des raisons pour lesquelles l'examen de l'urine du matin peut être si révélateur : elle doit être jaune claire et pas trop odorante. Plus elle est foncée et d'une odeur piquante, plus elle est chargée en toxines, ce qui signifie que vous surchargez vos émonctoires.

Si ça vous arrive, aidez vos reins en consommant des plantes telles que l'artichaut, le pissenlit, le persil (sur toutes vos salades) et l'ortie, ou massez vous le ventre avec des huiles essentielles diurétiques telles que le genièvre officinale, le pamplemousse et le cèdre de l'atlas (ce sont les mêmes huiles qui entrent dans la composition des traitements anti-cellulite).

Le pamplemousse est un bon aliment détoxifiant à ajouter régulièrement à vos menus.

Il possède de nombreuses propriétés anti-oxydantes, dont celle de prévenir la formation des calculs rénaux, ce qui est une des grandes propriétés de l'huile essentielle de pamplemousse.

C'est pourquoi, si déjà vous saupoudrez tous vos plats de persil haché, pensez en plus au pamplemousse en hors d'oeuvre (il facilite la digestion) et en dehors des repas en le transformant en smoothie, ce qui permet de lui associer une base grasse et une goutte de son huile essentielle.

Smoothie pamplemousse, yaourt et coco

Le jus d'un pamplemousse rose

Une demie banane

Un yaourt nature

Une petite cuillère d'huile de coco

Une goutte d'HE de pamplemousse

Un trait de miel si besoin

Mixez le tout dans un blender et consommez tout de suite.

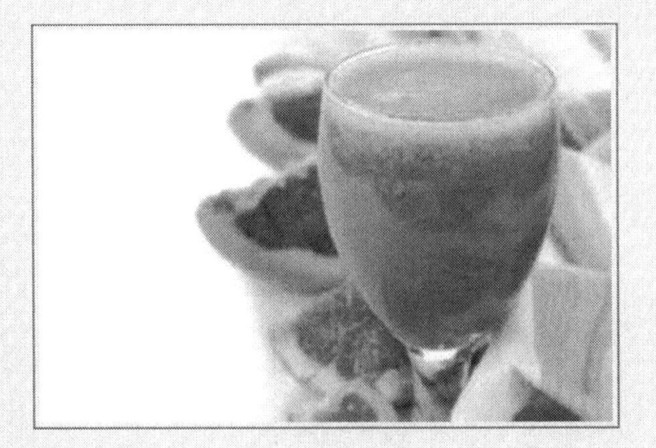

CHAPITRE 16

Gouts à éviter

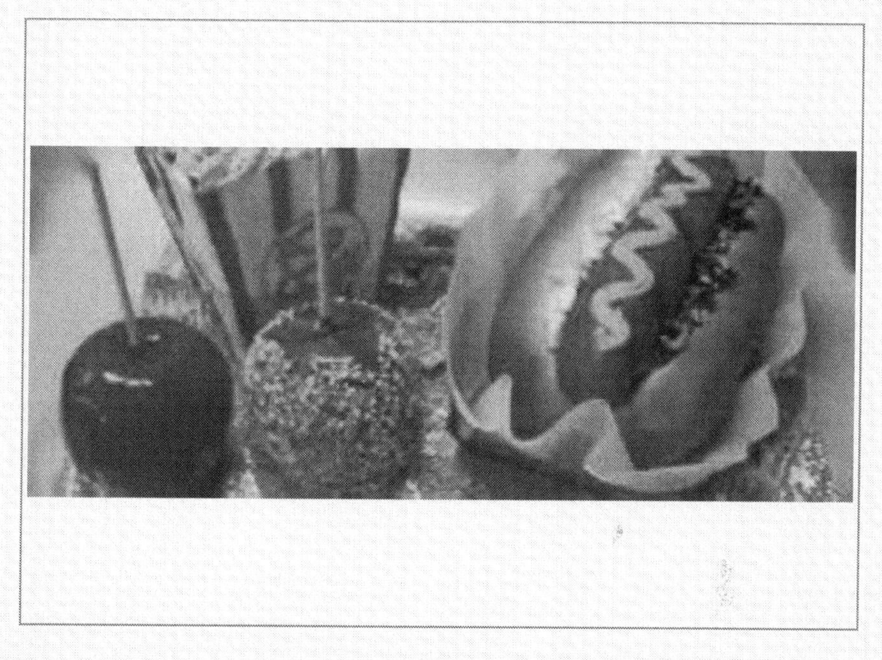

Il y a évidemment des gouts à éviter. Je les mets dans la catégorie des gouts, car c'est ce qu'ils sont, bien plus que des aliments et des sources d'énergie élevée.

Les grands industries ne les font pas intervenir à titre d'aliments de valeur, mais bel et bien à titre d'ingrédients du gout, avec pour but la constitution du fameux trio addictif : gras, sucré, salé.

Il n'est pas question de se défaire de gouts qui prennent tant part à notre plaisir de vivre, mais plutôt de savoir identifier ce qui est véritablement intoxiquant et de savoir comment utiliser à la place ce qui ne l'est pas.

On présent souvent les aliments intoxiquant comme étant des facteurs de réduction de vie...Je suis assez d'accord.

Alors, commençons par le plus traitre de tous ces gouts, celui du sucre blanc et du sirop de glucose.

Il est très difficile d'y échapper! Et c'est une des grandes raisons pour les quelles il faut se mettre à cuisiner à la maison. Indépendamment de la pâtisserie, sachez qu'on vous met du sucre à toutes les sauces, dans la plupart des plats préparés, les vinaigrettes (ce cher balsamique!) et surtout, dans ce que vous pensez être sain, comme les yaourts.

Même si c'est surtout le cas dans les pays anglo-saxons, le phénomène se généralise en France, et ça se voit à l'augmentation des chiffres du diabète et de l'obésité.

Donc, ne vous laissez pas faire, et **ne tombez pas dans la trappe du sucre généralisé.**

Evitez les sucres généralisés

Tournez vous vers les sucres entiers comme le sucre de coco et le sirop d'érable, les dates qui, une fois trempées et réduites en purées, sont un très bon produit sucrant.

Lisez simplement les étiquettes. Fuyez les produits contenant du sirop de glucose et les alternatives artificielles.

Ce que vous devez savoir sur les sucres artificiels :

• Contrairement à ce que toute l'industrie alimentaire veut vous faire croire, de nombreuses recherches montrent que les édulcorant stimulent l'appétit et surtout, vos envies d'hydrates de carbone. Vous évitez des calories d'un coté, et vous vous jetez sur de la pizza de l'autre.

• Ils produisent toute une variété de problèmes métaboliques qui stimulent l'accumulation des graisses dans le corps, et donc, la prise de poids.

• Le pire sans doute : les sucres artificiels comme l'aspartme aggravent la sensibilité à l'insuline, bien plus que le sucre!

• Ces faux sucres provoquent aussi une intolérance au glucose chez les sujets sains. C'est cette intolérance qui fait le lit du diabète de type 2, mais aussi de l'obésité.

• Les sucres artificiels endommagent l'équilibre microbien de la flore intestinale 'ce qu'on appelle dysbiose), la meilleure façon de développer une candidose chronique.

Or qui dit candidose chronique, dit inflammation, perturbations de l'immunité, symptômes et douleurs variés, et encore une fois, prise de poids chez les sujets prédisposés.

Non, vous ne pouvez pas échapper aux méfaits du sucre en lui préférant une alternative artificielle. De toute façon, qui dit artificiel, dit potentiellement toxique car étranger à ce que nos organes ont été programmés à gérer.

C'est la base! **Ne choisissez que des aliments dans l'état le plus basique, c'est à dire, le plus proches possibles de la façon dont ils ont poussé.**

Il y en a qui vont jusqu'à vous dire : si vous ne pouvez pas le faire pousser en le mettant en terre, ne le mangez pas!

C'est clair que cela limite considérablement votre choix!

Vous ouvrez votre réfrigérateur et vous n'y trouvez que des matières premières.

C'est pour cela que mes enfants ouvrent le frigo et restent hypnotisés par son vide apparent. "Il n'y a jamais rien à manger dans cette maison". Et là je leur dis : "Vous n'avez vraiment aucune imagination."

C'est à vous de donner de l'imagination à votre frigo!

Une bonne façon de mettre en valeur ce que vous cuisinez, est d'utiliser le beurre, et non pas un succédané douteux, comme la margarine.

Comparons-la au beurre.

Le beurre, vous savez ce que c'est : la crème du lait, battue et égouttée. Rien de plus.

La margarine, on sait moins ce que c'est.

Voici une petite histoire pour que vous en sachiez plus :

La margarine a été créée à l'origine pour engraisser les dindons. Or, la margarine a fini par tuer les dindons. Ceux qui ont investi dans la recherche ont voulu récupérer leur argent. Alors ils se sont penchés sur comment transformer ce produits de façon à créer une nouvelle demande.

C'était une substance blanche sans intérêt, alors ils ont ajouté de la couleur, un arome et ont dit au public qu'on pouvait l'utiliser pour remplacer le beurre.

Mais connaissez-vous la différence entre beurre et margarine?

Tout d'abord, et cela va sans dire, le beurre a bien meilleur gout et relève le gout des aliments

Les deux ont le même montant de calories

Le beurre propose 8 grammes de graisses saturées et la margarine en donne 5.

Consommer de la margarine peut augmenter les maladies de Coeur par 53% de plus qu'en consommant du beurre selon une étude récente de Harward.

Consommer du beurre augmente l'absorption de nombreux nutriments fournis par d'autres aliments.

Le beurre a de nombreux avantages nutritionnels alors que la margarine n'en a aucun (ou alors, ça a été ajouté de façon artificielle).

La margarine contient un très haut montant d'acides gras trans.

Ce qui triple les risques de maladies coronariennes.

La margarine augmente les risques de cancer par 5

Elle fait chuter la valeur du lait maternel.

Fait chuter la réponse immunitaire

Fait chuter la réponse d'insuline

La margarine est à une molécule d'être du plastique! Et partage 27 ingrédients avec la peinture.

Si on laisse un pot de margarine trainer ouvert dans un garage ou une cave on remarquera que rien ne lui arrive : aucune bestiole ou aucun instect sera attire.

Son odeur et sa texture ne changent pas, parce que ça n'a rien de naturel et ça n'a aucune valeur nutritionnelle. Aucun micro-organisme ne va s'en nourrir.

C'est tout simplement du plastique.

CHAPITRE 17

Sans gluten

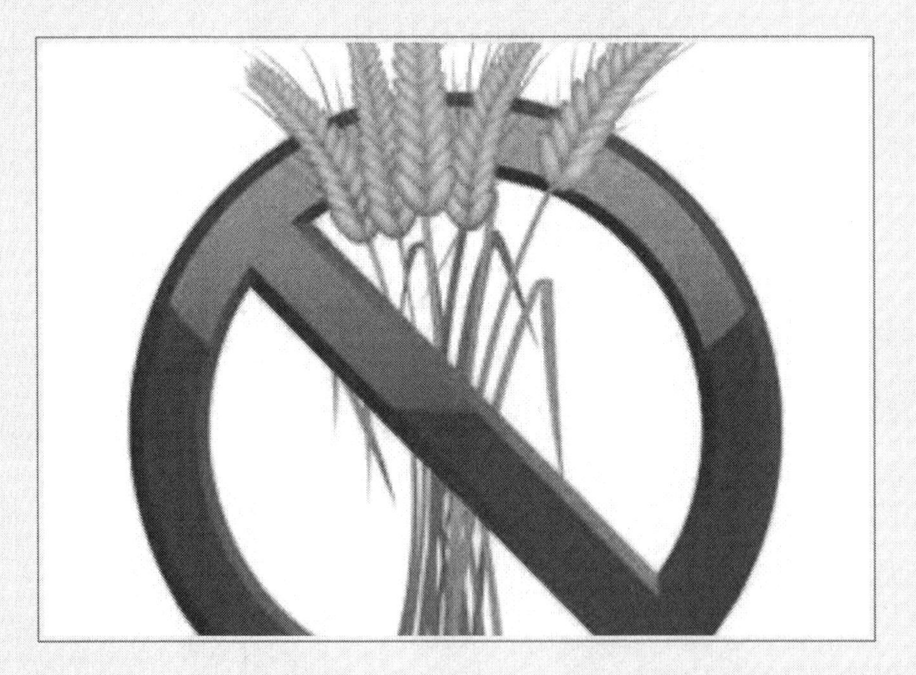

Quand on parle de détoxification, d'inflammation, et encore plus d'auto-immunité, on ne peut éviter d'éliminer le gluten de l'alimentation.

Il y a 10 ans, personne ne prononçait le mot "gluten"...on en était aux calories, au "sans matières grasses", au "blé complet".

Mais aujourd'hui, que l'on souhaite perdre son ventre, finalement voir fondre ses kilos en trop ou simplement retrouver une santé perdue, on tente le tout pour le tout en éliminant sinon le gluten, au moins le blé.

Alors, qu'est-ce qu'est le gluten exactement, et pourquoi est-ce mauvais pour nous?

Gluten est une protéine que l'on trouve dans des céréales tells que le blé, l'orge et le seigle.

Le gluten touche nos aliments préférés! C'est le gluten qui donne sa texture à la croute de la pizza, l'élasticité à la mie du pain…

Le problème c'est que le gluten provoque toute une série de réactions dans notre organisme, et certaines, potentiellement dangereuses, comme la sous-nutrition. Oui, aujourd'hui on peut être bien alimenté, et sous nourri…simplement parce qu'un intestin inflammé et endommagé par le gluten ne peut plus assumer son rôle de transmetteur des nutriments dans la circulation sanguine.

Manquer de vitamines et minéraux et suffisant pour faire souffrir notre immunité, faire chuter notre énergie, et provoquer des fringales qui ne parviennent à nous satisfaire.

Il suffit de faire le test des deux semaines sans. Faisons simple : deux semaines sans blé pour commencer. Eliminer le blé est souvent suffisant pour retrouver un meilleur niveau d'énergie, perdre du poids et certains symptômes récurent comme la constipation ou les maux de tête. Simplement grâce à un nouveau niveau d'absorption des nutriments.

Je n'aime pas dire cela, mais sachez qu'**en général une tranche de pain est suffisante pour augmenter le taux de sucre dans le sang au même titre qu'une cuillerée de sucre.**

L'insuline produite va participer à l'accumulation de gras au niveau du ventre. Ce type de gras enrobe nos organes internes et fabrique des chances de déclarer un diabète 2.

Mais ce qu'on ne prend pas suffisamment en considération, c'est que **ce sucre participe à l'inflammation interne**, à acidifier l'organisme, faire chuter l'immunité et bien sur, aide le candida à proliférer.

C'est une des raisons pour lesquelles on élimine le blé, et mieux, le gluten, durant un régime anti-candida.

Vous allez me dire que c'est une mode et qu'elle va passer, comme les autres...

Pour ceux qui souffrent de la maladie cœliaque, consommer du gluten (ce qui va plus loin que le blé) entraine tout un enchainement de symptômes gastro-intestinaux, inclus des lésions de l'intestin grêle. C'est une maladie auto-immune, qui fait intervenir l'inflammation, bien sur.

Pour les autres, ils peuvent souffrir d'une maladie auto-immune liée à la consommation du blé, ou même du gluten, sans même le savoir. En fait, on le sait, aujourd'hui, les maladies auto-immunes prennent racine dans la toxicité, l'inflammation et la pauvreté nutritionnelle, auxquelles s'ajoutent des facteurs psycho-émotionnels dont je vous parle dans le chapitre qui y est consacré.

Eliminer le gluten, ou en tout cas le blé, est un des outils qui peuvent vous aider à nettoyer votre terrain de toute maladie auto-immune.

Nombreux sont ceux qui réagissent au gluten sans le savoir...en faites vous partie ?

La sensibilité, ou réaction immunitaire au gluten

Les sensibilités au gluten peuvent être confondues avec d'autres déséquilibres courants.

On ne va pas nécessairement faire le lien avec le gluten en cas de

Allergies, colon irritable, colite, diabète, problèmes de thyroïde et stress.

Mais elles sont aussi liées à des symptômes qui apparaissent de quelques heures à quelques jours plus tard. Et là, **il faut être vigilant car on peut faussement attribuer les symptômes des sensibilités au gluten à ceux de la maladie céliaque.**

- Nausées,
- vomissements,
- diarrhée,
- douleur abdominale,
- gonflements,
- prise de poids inexpliquée,
- malnutrition,
- anémie,
- pensées brumeuses,
- instabilité émotionnelle.

Un allergologue ou un gastro-entérologue prescriront alors des tests d'allergie destinés à identifier cette maladie. Mais ils reviendront négatifs.

Et si par dessus la marché vous y ajoutez une intolérance au lactose, par exemple, cela rend le diagnostique encore plus compliqué à faire !

Cela n'est pas étonnant que ceux qui me contactent pour que je les aide m'avouent souffrir depuis des années et des années…

Si vous souhaitez en avoir le cœur net, rappelez vous que **vous n'avez pas besoin d'être allergique au gluten pour subir ces symptômes : la sensibilité suffit** !

Et cela n'est pas quelque chose qu'un allergologue va tester pour vous.

Alors quoi faire ?

Tout simplement, les deux semaines sans.

Et si vous vous sentez vraiment mieux, faites un test IgG sur Imupro . Ce test sanguin vous dira à quoi vous êtes sensible, donc à quoi votre système immunitaire réagit et stimule la production d'inflammation.

L'allergie

Bien sur, vous pouvez aussi être allergique au gluten, ce qui provoque des réactions dans les minutes ou les heures qui ont suivi votre exposition à la protéine, par ingestion ou même en respirant du blé.

Les réactions allergiques peuvent affecter la peau, tout le système gastro-intestinal et le système respiratoire.

Les symptômes courants sont : les irruptions cutanées, la congestion nasale, la congestion de la poitrine, les nausées, les vomissements, l'anaphylaxie.

Ici, vous aurez la confirmation de l'allergie avec les tests classiques utilisés par un allergologue.

La réaction auto-immune

Les symptômes vont apparaître des semaines ou des années après l'exposition au gluten.

Si vous grignotez un biscuit au blé à cette minute, vous pouvez sans le savoir vous fabriquer des réactions auto-immunes pour dans quelques années…

Les symptômes classiques restent les nausées, vomissements, diarrhée, douleur abdominale, gonflements, perte de poids incontrôlable et non désirée, malnutrition, anémie.

Très difficile à identifier en ayant recours aux techniques d'investigation classiques.

Comme je vous le disais plus haut, l'auto-immunité est très mal diagnostiquée et encore moins bien soignée par la médecine classique, simplement parce que le facteur émotionnel est très important à traiter et pourtant, ne l'est pas, de même que la toxicité.

CHAPITRE 18

Remplacer le mauvais avec le bon...goût.

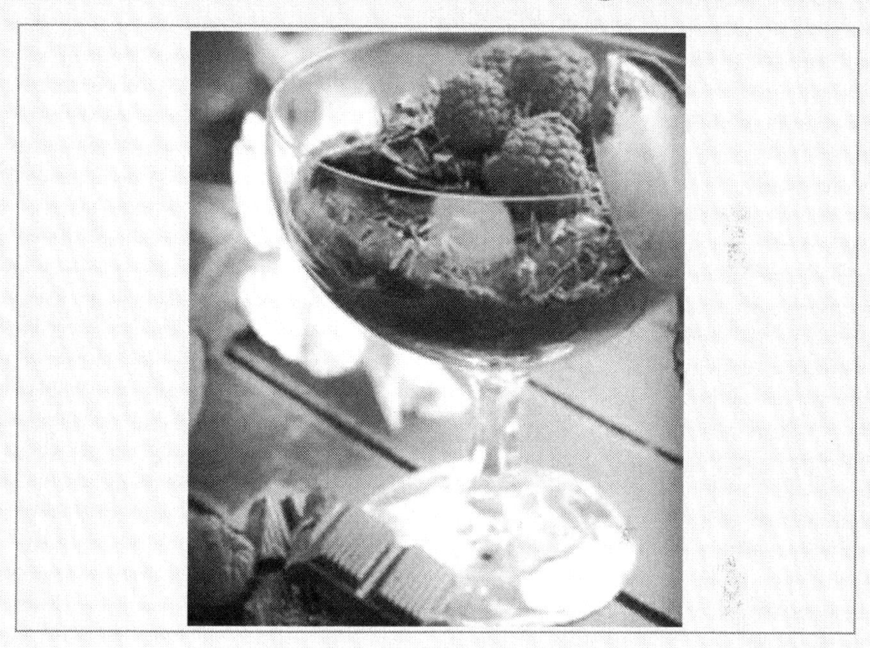

"Qu'est-ce que je vais manger alors?"

C'est la question qui revient sans cesse dans vos lettres. Le fait qu'on vous prive de vos souvenirs d'enfance liés à tel ou tel plat, vous bouche tous vos horizons! En fait, il existe des quantités de façons de continuer à faire (pas acheter, on s'entend) les desserts qui vous font du bien à l'âme, avec des ingrédients qui vous font du bien au corps. Pour cela, il suffit de connaitre les bons substituts.

Il est vrai qu'on vous expose à des discours très divers et contradictoires (comme en ce qui concerne les huiles essentielles) au sujet de ce qui est bon ou pas dès qu'il s'agit de cuisiner, et d'autant plus dès qu'il s'agit de "pâtisser".

Votre grand mère mettait du beurre partout?

Vous rêvez d'une belle brioche bien beurrée?

Mais vous n'y touchez pas parce qu'on vous a répété que le beurre n'est pas bon pour la santé.

Comme nous l'avons vu dans le chapitre précédent, ça n'est pas leur beurre qu'il faut éviter, mais ses substituts, de même que certains sucres et le gluten.

Il y a moyen de faire pas mal de choses sans, ne vous inquiétez pas.

1. **Du beurre pour remplacer la margarine** et autres huiles raffinées

2. **De l'huile de coco** pour donner une nouvelle dimension à vos créations. L'huile de coco vierge de première pression à froid stimule votre immunité, elle est antivirale, antifongique et anti-bactérienne (ce qui n'est pas le cas de la plupart des matières grasses...). Donc, utiliser l'huile de coco à la place d'autres huiles vous fait du bien, jusque dans votre ligne en stimulant le métabolisme. C'est peut être une des raisons pour lesquelles ceux qui suivent mon programme anti-candida ne grossissent pas alors qu'ils consomment de grandes quantités d'huile de coco et autres sources de gras. Le bon gras ne fait pas grossir.

3. **De la farine de coco pour remplacer la farine de blé**. C'est le bon moyen de limiter, voire éliminer le gluten sans effort. La farine de coco , c'est 14% d'huile de coco et 58% de fibres! Aucune autre farine n'en fait autant. Pour vous donner une idée, le son de blé ne contient que 27% de fibres. Par contre, sachez que si vous utilisez cette farine à 100%, vos créations risquent d'être très friables. Le secret, c'est un oeuf par 30g de farine, en moyenne. A moins d'y ajouter des farines qui en améliorent la texture comme la poudre d'amande et la fécule de pomme de terre.

Les meilleurs produits sucrant naturels

Nombreux sont ceux qui aiment le Stévia, mais ça ne veut pas dire qu'il vous conviennent : en effet, nous pouvons tous y réagir de façon différente. Si vous n'arrivez pas à l'avaler, voici d'autres options de qualité

1. Le miel cru local : c'est sans doute le produit sucrant le plus sain et qui vous apportera le plus en terme de bienfaits. Mais surtout, si vous avez la chance d'en trouver un issu de votre région, vous profiterez en plus de son action anti-allergies saisonnières.

2. Les dates : après le miel, ce que vous pouvez choisir de mieux pour sucrer vos desserts. Il suffit souvent de les faire tremper pour pouvoir les réduire plus facilement en purée;

3. La feuille de Stévia : si vous vous procurez du Stévia, choisissez la version verte, sans additive, et minimalement transformée.

4. Le nectar de coco : cette résine issue des fleurs de coco a la consistance du miel et possède une abondance de minéraux, 17 acides amines et un large éventail de vitamine B.

Quoi qu'il en soit rappelez vous qu'aucun produit sucrant n'est parfait et que quoi que vous choisissiez, consommez en avec parcimonie.

Quelques recettes vous donneront des idées

Biscuits menthe-chocolat

230 g d'amandes en poudre

1 cuil à soupe de farine de coco

2 cuil à soupe de poudre de cacao

2 cuil à café d'huile de coco

80 g de miel

2 gouttes d'HE de menthe poivrée

170 g de chocolat à 70%

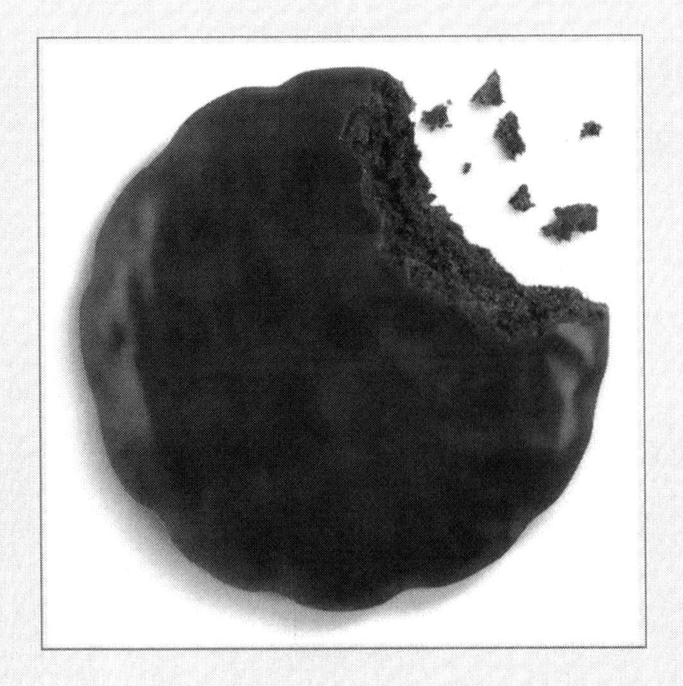

Dans un robot mélangeur muni d'une lame, mettez les ingrédients secs (sauf le chocolat).

Versez-y les ingrédients liquides (inclus l'huile essentielle) et mélangez rapidement.

Une pâte s'est formée. Etalez-la grossièrement entre deux feuilles de papier cuisson et mettez-la 15 mn au congélateur.

Ensuite, étalez la pâte plus régulièrement, comme une pâte à tarte, et découpez-y des disques à l'aide d'un verre. Transférez ces disques sur une plaque à pâtisserie chemisée d'un papier cuisson et mettez à cuire 4mn à 180 degrés C.

Laissez refroidir, plus remettez au congélateur pour une heure.

Mettez le chocolat à fondre au bain marie. Vous pouvez y ajouter, ou pas, une goutte d'HE de menthe poivrée. Faites tremper chaque biscuit dans le chocolat et laissez les durcir sur une grille. Servez bien frais.

Sablés coco-lavande

125 g de farine et la même quantité d'amandes en poudre

60 g de farine de coco

100 g de beurre

100 g d'huile de coco

100 g de sucre de coco

2 jaunes d'oeuf

1 goutte d'HE de lavande

Dans un robot muni d'un K mélangeur, mélangez le beurre et l'huile de coco à température ambiante jusqu'à ce que l'ensemble soit très crémeux.

Ajoutez le sucre progressivement, puis les jaunes d'oeufs et l'HE de lavande.

Ajoutez les ingrédients secs et mixez 30 secondes à grande vitesse.

Roulez cette pâte en un long boudin sur un papier film, enveloppez là et placez la deux heures au frais.

Dès que la pâte est bien ferme, coupez là en rondelles que vous disposerez sur une plaque chemisée. Mettez à cuire dans un four à 160 degrés, une quinzaine de minutes.

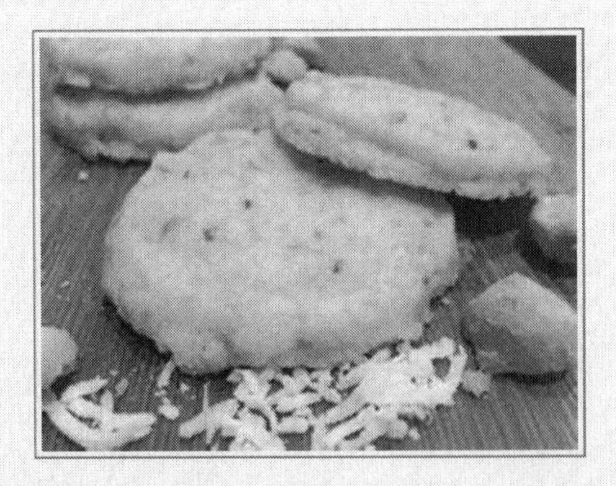

Cake multi-usage Lin et Noix de coco (anti-candida)

100 ml de farine de coco

60 g de graine de lin moulue

1 cuil à café de bicarbonate de soude

5 oeufs

55 g d'huile de coco fondue

30 ml d'eau

1 cuil à café de vinaigre de cidre

Associez ensemble les ingrédients secs d'un coté et les liquides de l'autre. assemblez les dans un grand saladier. Versez la pâte dans un moule à cake chemisé et mettez au four préchauffé à 150 degrés C pendant 40mn.

Laissez complètement refroidir avant de trancher. Si vous souhaitez lui donner un petit parfum sucré, ajoutez dans la pâte une ou deux gouttes d'HE de cannelle.

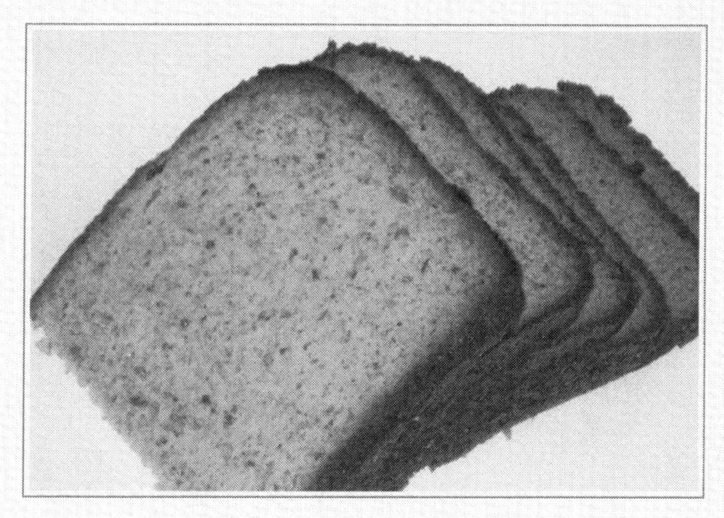

Pizza sans gluten ni produits laitiers

3 oeufs

250 ml de lait de coco en boite

100 ml de farine de coco

2 cuil à café de poudre d'ail

1 cuil à café de poudre d'oignon

1 goutte d'HE d'origan

1/2 cuil à café de bicarbonate de soude

3 tranches de poitrine de porc (bacon)

2 tomates en tranches fines

2 belles poignées d'épinards frais

4 oeufs

Une belle pincée de persil hâché

C'est très rapide et très bon! Parfait pour le petit déjeuner.

Préchauffez le four à 180 degrés C.

Pour la pâte : battez légèrement les oeufs et le lait de coco dans un bol. Ajoutez la farine, le bicarbonate, les poudres d'ail et d'oignon, et l'huile essentielle.

Etalez cette pâte sur une plaque à pâtisserie chemisée (silpat) en vous aidant d'une spatule. Cuisez au four pendant 20 mn. Pendant ce temps, mettez le bacon à cuire dans une poêle, jusqu'à ce qu'il soit doré, et réservez-le.

Au bout de 20 mn, sortez la pâte du four, et retournez-la sur une autre plaque chemisée, et garnissez là d'épinards, de rondelles de tomate et de bacon. Cassez les oeufs à chaque coin de la pizza et enfournez à nouveau pendant une vingtaine de minutes. Parsemez de persil frais et servez sans attendre.

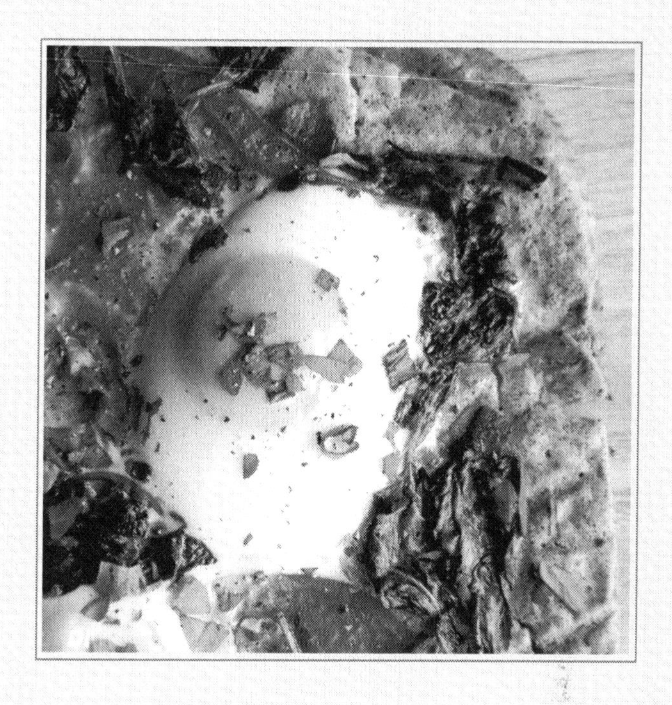

(Vous trouverez encore plus de recettes sans gluten dans mon livre "140 recettes aromatiques anti-candida).

Biscuits d'épeautre au gingembre

450 ml de farine d'épeautre

3 cuil à café de gingembre en poudre

1 cuil à café de gingembre frais râpé

Une belle pincée de sel de mer

100 g de beurre mou

50 g de sucre roux

50 g de sucanat (jus de cane évaporé)

3 cuil à soupes de miel liquide

1 cuil à café d'extrait de vanille

1 oeuf légèrement battu

1 cuil à soupe de gingembre confit hâché fin

3 cuil à soupe de sucre Démérara pour saupoudrer avant cuisson.

Tourner le beurre en crème avec le sucre roux, le sucanat, le miel et la vanille.

Ajouter l'oeuf, les gingembres, puis le reste des ingrédients de la pâte.

Gardez la pâte au frais le temps de faire chauffer le four à 175 degrés C.

Prenez une cuillère à glace et prélevez des boules de pâte que vous laissez tomber sur une plaque à biscuits chemisée d'un papier cuisson.

Saupoudrez de Démérara, applatissez légèrement chaque biscuit avec une fourchette et faites cuire 8mn.

Crackers au quinoa

375 ml de farine de quinoa

100 g de gruyère râpé

1 cuil à soupe de parmesan râpé

1 cuil à café d'ail en poudre

2 cuil à soupe d'huile d'olive

3 cuil à soupe d'eau

1 oeuf

2 cuil à soupe de graines de sésame

Une pincée de sel

Préchauffez votre four à 200 degrés C.

Versez les ingrédients secs dans un grand saladier, creusez-y un puits et versez-y l'huile, l'eau et l'oeuf. Travaillez la pâtes à la main pour lui donner un peu de tenue et roulez là sur une feuille de papier cuisson que vous poserez ensuite sur une plaque à biscuits.

Parsemez de graines de sésame et coupez cette pâte avec un grand couteau en carrés ou en rectangles. Passez au four une quinzaine de minutes et laissez complètement refroidir avant de servir, avec un houmous par exemple...

Brownies chocolat-coco

100 g de beurre

180 g de chocolat à 70% cassé en morceaux

100 ml de nectar d'agave (ou de miel)

100 g de sucre brun

1 cuil à café de vanille

3 oeufs

1 cuil à soupe d'eau

50 g de noix de coco râpée très fin.

Préchauffez votre four à 150 degrés.

Faites fondre le chocolat avec le beurre au bain marie, ajoutez le sucre et le sirop, la vanille, les oeufs et l'eau.

Incorporez enfin la noix de coco.

Versez dans un moule souple anti-adhésif et mettez au four 30mn.

Laissez complètement refroidir avant de servir.

Gâteau d'épeautre à l'huile d'olive

75 g de farine d'épeautre

150 g de farine de blé complète pour pâtisserie

200 g de sucre de date

1/2 sachet de levure chimique

1 pincée de sel

3 oeufs

250 ml d'huile d'olive

75 ml de lait d'amandes

1 belle pincée de romarin haché

150 de chocolat à 70% grossièrement haché

Faire chauffer le four à 175 degrés C.

Dans un grand bol, battez légèrement les oeufs et ajoutez y l'huile, le lait, le romarin avant l'y verser le reste des ingrédients. Incorporez le tout sans excès.

Versez cette pâte dans un moule à manqué anti-adhésif et mettez à cuire 40 mn. Ce gâteau se garde jusqu'à deux jours.

Tarte aux figues au quinoa

Pour la pâte : 50 g de farine de quinoa

150 g de farine de blé

2 cuil à soupe de sucanat

100 g de beurre froid

100 ml d'eau (plus ou moins)

Farce à la figue : 12 figues sèches sans la queue et hachées,

2 oranges bio hachées avec la peau,

200 ml de jus d'orange frais,

100 g de sucre de canne roux

1 oeuf battu pour la dorure

Préparez la farce : versez tous les ingrédients dans une casserole et amenez à ébullition puis éteignez le feu. Laissez gonfler les figues une trentaine de minutes.

Pendant ce temps, faites la pâte : sablez le beurre, le sucre et les farines avec le bout des doigts (ou mieux, dans un robot) et rassemblez le tout en boule avec l'eau.

Etalez la pâte sur un papier cuisson en cercle, déposez la farce au centre et rabattez les bords du cercle de pâte tout autour de la farce à la figue. Dorez les bords à l'oeuf avec un pinceau puis mettez au frais 15 mn avant d'enfourner 40 mn.

CHAPITRE 19

Herbes et épices contre l'inflammation

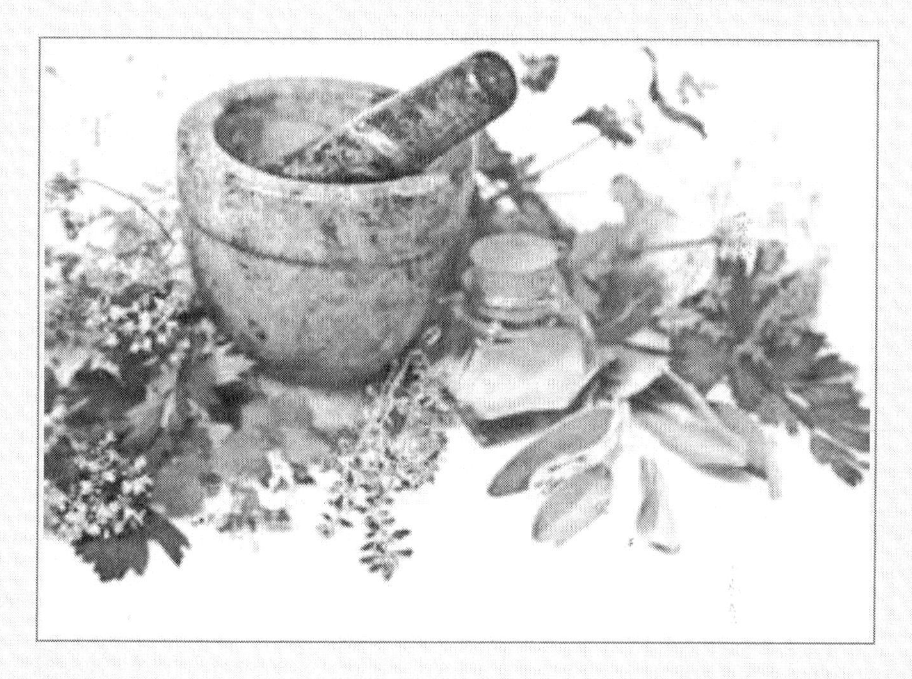

Même lorsque l'on veut se détoxifier, on ne peut ignorer l'inflammation. Et oui, pourquoi se détoxifier si ce n'est pour éviter les sources indésirables d'inflammation?

L'inflammation latente, celle de laquelle se nourrit la chronicité puis, dans son sillage, l'auto-immunité?

C'est cette épidémie de ce siècle que nous cherchons ici à prévenir.

La nature nous le permet en nous offrant ses outils les plus performants : épices et herbes.

Epices et herbes

Les épices et les herbes contiennent une grande variété d'antioxydants, minéraux et même, des vitamines. Avec le simple geste de les ajouter systématiquement à vos plats vous donnez à votre cuisine une dimension supplémentaire, je dirais même plus : vous lui donnez de super-pouvoirs.

Je n'invente rien : de nombreuses études ont déjà montré que la plupart des épices ont d'uniques propriétés médicinales.

Mais récemment, des chercheurs de trois universités américaines se sont rassemblés pour vraiment aller plus loin. Ils ont voulu mesurer les effets réels de la consommation régulière d'un échantillon de herbes et épices sur un panel de volontaires pendant une semaine.

Donc, pendant une semaine, on leur a donné une demi cuillerée à café d'une de ces épices : girofle, gingembre, romarin ou curcuma.

On a prélevé leur sang avant et après la semaine de test, et on a constaté que même à petite dose, les épices avait provoqué une réponse anti-inflammatoire. La petite dose en question revient à celles que vous allez mettre dans votre sauce tomate, votre curry ou dans votre pot au feu. Alors, imaginez ce qui se passe lorsque vous utilisez les huiles essentielles de ces mêmes épices ?

Voici pour information l'ordre que les chercheurs ont donné aux épices les plus courantes en terme d'action anti-inflammatoire :

1. Le clou de girofle
2. La cannelle
3. L'origan
4. La marjolaine
5. La sauge

6. Le thym

Elles existent toutes en huiles essentielles, à ajouter à vos plats une goutte après l'autre.

En ce qui concerne les huiles essentielles anti-inflammatoires, voici ma sélection, celles que j'utilise le plus contre l'inflammation :

Géranium

Jasmin

Menthe poivrée

Camomille romaine

Camomille allemande

Arbre à thé

Achillée millefeuille

Immortelle

Fenouil

Litsée citronnée

Lavande aspic

Gingembre

Toutes sont à utiliser en massage local ou général du corps entier, là où ça fait mal. Reportez-vous simplement aux règles de mélange et de dilution.

Dans l'Essentiel de l'Equilibre, je vous donne toutes les caractéristiques de ces huiles, ce qui vous permet d'en raffiner l'utilisation.

Vous pouvez bien sur en utiliser quelques unes dans vos plats, comme le fenouil, le gingembre et la menthe poivrée..

CHAPITRE 20

Tao de l'art de manger pour désinflammer

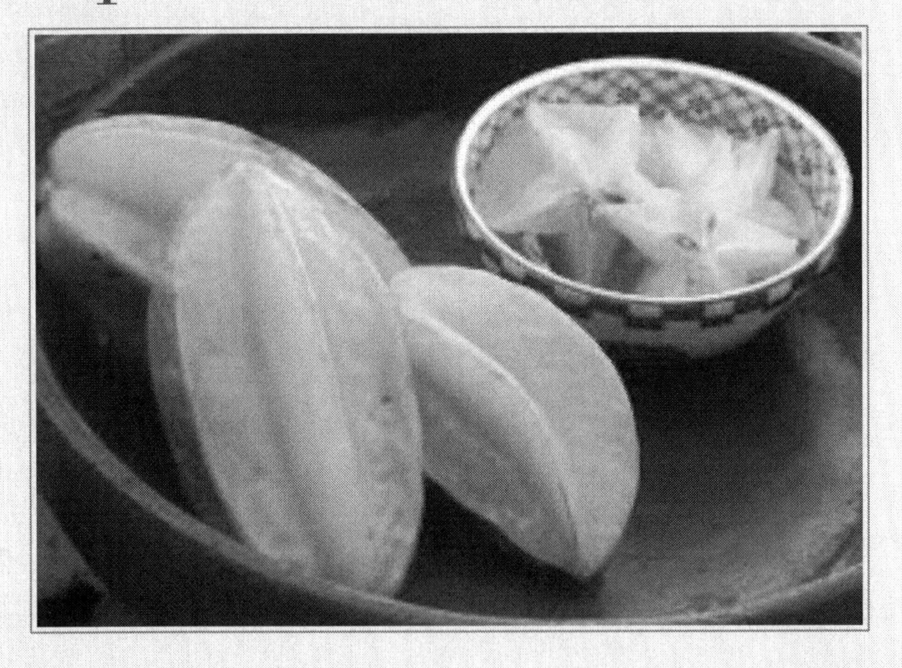

J'ai vécu en Chine où j'ai fais mes études d'aromathérapie holistique, ce qui comporte avec l'étude de la chimie des huiles essentielles, des principes de médecine chinoise à associer avec un bon nombre d'autres techniques de rééquilibrage énergétique.

Une autre approche du bien être, selon le Tao. C'est un bien être où l'inflammation n'a pas sa place. Donc, voici la cuisine anti-inflammation du Tao.

Je dois reconnaitre que l'approche du bien-être et de la prévention de la maladie selon le Tao, c'est à dire par l'équilibre YinYang, fait maintenant complètement partie de ma vie et de la façon dont je fonctionne pour aider mes clients.

Je leur explique qu'il est nécessaire d'impliquer l'alimentation dans notre recherche de l'équilibre interne puisque ce que nous mangeons a un impact direct sur le fonctionnement de notre corps.

C'est tout à fait à l'opposé de ce que la médecine classique nous enseigne, car nous sollicitons les capacités de l'organisme à se régénérer et faisons en sorte de ne pas avoir besoin du tout de médicaments.

Il faut s'appliquer à être cohérent : si on passe une ou deux fois par semaine entre les mains de quelqu'un pour se rééquilibrer, il faut éviter d'avoir une alimentation qui va aller à l'encontre de ce travail au risque de tout déséquilibrer entre les séances...Il faut protéger cet équilibre.

L'esprit du Tao de l'art de manger en s'équilibrant

Le voici dans toute sa sagesse.

Tout le Tao est basé sur l'application des principes Yin-Yang utilisés traditionnellement dans la culture chinoise. On veut atteindre l'équilibre source d'harmonie.

Dans la tradition chinoise en effet, tout est classé selon que c'est plus yin ou yang : une chose est yin lorsqu'elle rassemble plus de qualité Yin et elle est yang lorsqu'elle présente plus de qualité Yang.

Indépendamment du fait qu'il y a des caractéristiques franchement Yin ou Yang , sachez que :

• Yin est plutôt noir, froid, mouillé, lourd, plongeant, matériel, doux, interne, passif, végétal, faible, long et fin

• Yang est plutôt blanc, brillant, léger, flottant, chaud, sec, fort, court et large, immatériel, énergie, externe, actif, animal,en gardant à l'esprit que tout est plus ou moins yin ou yang par rapport au reste.

En d'autres termes, un poisson est considéré yang, animal actif, comparé à une algue, végétale, qui pousse dans l'eau, mais il est yin parce qu'il est froid et vit dans l'eau.

Nous avons tous un terrain yin ou yang, bien que nous soyons des humains à sang chaud et actifs vivant sur terre. **C'est une tendance qui peut varier plusieurs fois par jour.**

La base du Tao : les terrains de naissance et les systèmes du sang

Notre terrain, ou constitution de base, est largement déterminé par la condition dans laquelle se trouvait nos parents au moment de notre conception, aussi bien physiquement qu'émotionnellement.

L'état émotionnel et physique de la mère est bien sûr critique, mais celui du père l'est aussi dans le sens où il va affecter celui de la future mère pendant la grossesse.

• **Les sujets à terrain Yin** ont un manque de vitalité, ils tendent à être plutôt fins, avec une structure osseuse légère.

Ils tombent facilement malades et ont une tendance à être passifs.

• **Les individus à terrain Yang** sont très vifs, qu'ils soient fins ou gras, tout en étant plus massifs que les Yin.

Ils ont une structure osseuse plutôt forte et ne sont pas dérangés par les épidémies ou changements de saison. Ils ont tendance à être heureux parce que pleins de vie.

Tao et variations énergétiques: une question de température

Le sang peut montrer des variations énergétiques indépendantes de la constitution.

Le système du sang peut être altéré quotidiennement ou d'une saison à l'autre selon notre alimentation et les conditions climatiques.

- Les personnes Yang peuvent surchauffer leur organisme si ils consomment trop d'aliments réchauffants, alors qu'ils devraient choisir des aliments neutres ou refroidissant pour ré-établir ou maintenir l'équilibre.

- A l'inverse, les personnes Yin doivent éviter les aliments trop refroidissants parce que leur constitution les rend déjà froids.

Ils ont besoin d'aliments neutres ou réchauffants pour se donner de l'énergie, de la chaleur et de la vitalité.

Quelle est votre tendance : Yin ou Yang?

Vous n'avez pas besoin de courir tout de suite chez un médecin chinois pour le savoir.

Je vous donne quelques uns des signes extérieurs qui vous permettront d'en avoir le coeur net.

Appliquer les principes du Tao avec les examens de la langue, de l'urine et des selles

1. Le matin, avant d'avoir brossé vos dents ou d'avoir mangé, bu, jetez un œil à votre langue :

- Si vous êtes équilibré énergétiquement, si votre sang est neutre, votre langue sera d'un joli rose et couverte d'un film pâle très fin.
- Si votre langue est rouge et recouverte d'un filme jaune, votre système est trop chaud. (Les fumeurs ont tendance à avoir cette couche jaune parce que la fumée créé une chaleur sèche dans le corps).

Ne confondez pas la couche jaune des personnes chaudes à la couleur jaune, brune ou noire des gens qui prennent des médicaments.

Les personnes au système froid auront une langue d'un rose très pâle, voir mauve, couverte d'une pellicule blanche et humide.

2. Ensuite, soyez attentif à votre urine du matin.

- Si votre système est équilibré, elle sera d'un jaune doré pâle et faiblement odorante.
- Si votre système est trop chaud, elle sera d'un jaune beaucoup plus soutenu, tournant parfois au brunâtre, pas très abondante, et elle aura une odeur très forte.
- Par contre si votre urine du matin est très abondante, claire comme de l'eau ou très pâle, c'est que votre système penche trop vers le froid.

3. Jetez un oeil à vos selles matinales

- Si votre système est équilibré, vos selles seront bien formées, ni trop molles ni trop dures.
- Elles durcissent quand vous vous réchauffez, vers la constipation,
- Elles se ramollissent lorsque vous refroidissez.

La médecine chinoise vous dira que **des selles trop liquides indiquent un manque de Yang** dans votre corps pour digérer et absorber vos aliments.

D'où, un problème de nutrition et un manque d'énergie.

Les **selles trop sèches montrent que la chaleur du corps a brûlé tous les fluides Yin**, laissant les intestins secs et pleins de toxines.

Bref, il faut vraiment travailler à l'équilibre interne pour entretenir notre bien-être et celui de nos enfants.

Pour vous aider à repérer les déséquilibres chez les gens que vous aimez, **voici des signes extérieurs révélateurs moins personnels .**

Symptômes visibles significatifs d'un système surchauffé

Ces gens là n'ont pas besoin de maquillage pour se donner bonne mine, sont extravertis et souvent excessifs dans leurs émotions. Grand appétit, de vivre, de boire et de manger.

- le teint rouge
- du rouge ou du jaune dans le blanc de l'oeil
- des lèvres rouges
- de l'acné, des éruptions cutanées sur le visage et le corps
- des furoncles
- une mauvaise haleine
- des maux de gorge fréquents
- une tendance à avoir tout le temps chaud
- une difficulté à supporter un temps chaud
- une préférence pour les aliments épicés, chaud, l'alcool

- une nature plutôt active et exubérante

Les signes d'un système trop froid

- un visage pâle
- des lèvres pâles
- fatigue facilement
- craint le froid
- faible appétit

Il est possible d'avoir un système froid un jour et chaud le suivant.

Le propos de ces enseignements du Tao est d'utiliser ces signes distinctifs du chaud et froid pour intervenir, corriger, rétablir l'équilibre en adaptant votre alimentation.

Tao de vos aliments : chauds ou froids?

On classe les aliments, pour simplifier, selon qu'ils sont

- refroidissant,
- neutres
- ou réchauffants.

Mais leur nature peut être changée avec leur mode de préparation.

Par exemple :

Un poisson est naturellement plus froid qu'une viande. Mais il sera moins froid grillé que poché.

Une carotte cuite sera réchauffante mais crue elle sera neutre. Braisée elle sera plus réchauffante de cuite à la vapeur ou à l'eau.

La médecine traditionnelle chinoise a identifié 6 facteurs de déséquilibre mais on n'en considèrera que quatre les dualités froid/chaud, mouillé/sec, plus la chaleur d'été et le vent.

Le vent interne

Certains aliments sont à éviter car ils provoquent ce qu'on appelle des vents internes lorsqu'on en mange trop.

Cela ne signifie pas uniquement "flatulences", cela veut aussi dire :

- douleurs,
- éruptions cutanées allant d'un membre à l'autre,
- des spasmes musculaires,
- convulsions,
- tremblements
- et épilepsie.

Ces aliments sont :

- Les épinards
- les champignons
- la rhubarbe
- les fruits de mer
- le lait de soja
- le lait et l'eau de coco

Notez que manger trop d'aliments froids, donc crus, les salades en particulier, peut aussi entrainer du vent interne.

La chaleur mouillée

D'autres aliments sont à éviter parce qu'ils provoquent des symptômes de chaleur mouillée :

Sans vous faire un cours de médecine Chinoise, l'humidité est la cause de pas mal de symptômes tels qu'un cholestérol excessif, le cancer, les problèmes métaboliques (en gros, la prise de poids), la fatigue chronique, la fibromyalgie, les allergies et les problèmes dû à l'environnement.

Si vous attrapez un rhume et que vous toussez en produisant du phlegme blanc, c'est un signe d'excès d'humidité interne. Si le mucus jauni, c'est de la chaleur mouillée.

Lorsque cet excès d'humidité atteint les intestins, on trouve du mucus dans les selles, généralement liquide ou très molles. Même les bruits intestinaux sont provoqués par cette humidité excessive.

Voici quelques uns des aliments les plus connus, producteurs de chaleur mouillée dans l'organisme :

- le sucre, blanc ou roux
- les produits à base de blé
- les amandes
- les arachides
- les produits laitiers
- le porc
- les oranges, mandarines, clémentines
- l'ananas

(Je vous épargne la liste des fruits et légumes exotiques introuvables en Europe).

Froid et chaud : l'explication

Il faut quand même que je vous explique les symptômes de ces grandes tendances déséquilibrantes :

Nous avons déjà parlé du froid, qui rend la personne faible, sensibles aux températures basses, elle dort en boule, et soulage ses douleurs avec des bouillottes bien chaudes.

Lorsque le froid externe attaque le corps, cette personne attrape froid très facilement, avec des frissons, des douleurs articulaires, de la fièvre.

Nous avons aussi parlé du chaud.

la chaleur provoque l'hyper activité des fonctions yang et l'insuffisance des fonctions yin.

On se sent comme après un match de tenir en plein soleil, hors contrôle jusqu'à se qu'on se soit refroidi.

La condition mouillée atteint le corps comme un jardin sur lequel il a plu pendant deux jours.

La douleur mouillée est lourde et expansive, elle bloque la circulation d'énergie et provoque une poitrine et un abdomen encombrés, des articulations et membres lourds, une production excessive de mucus.

Lorsque la condition mouillée s'est installée, il est difficile de la déloger (donc, mieux vaut la prévenir)

La sècheresse, elle, vient souvent avec la chaleur. Elle créé évaporation et déshydratation.

C'est le cas des femmes constipées chroniques et qui souffrent d'une peau ridée et sans tonus.

Elle peut créer des problèmes respiratoires tels que l'asthme, une toux sèche, une douleur aigüe, de la fièvre.

Nous n'allons pas nous étendre sur tous les symptômes, nous en resterons aux plus courants dans les pays tempérés.

Mais nous en étions aux types d'aliments.

Les aliments qui nous rendent malades

Il y a des aliments qui font malheureusement partie de ce que l'industrie alimentaire abreuve nos supermarchés mais qui sont à proscrire ou en tout cas éviter autant que possible si on veut se faciliter les choses dans le maintient d'une harmonie dans nos circulation d'énergie.

1. **Le sucre.**

On ne va pas revenir dessus, tout est expliqué dans le dossier sur le sucre et ses succédanés.

2. **les produits laitiers.**

Les humains sont les seuls animaux qui boivent le lait d'une autre espèce, et jusqu'à l'âge adulte. Là, il y a un os.

Mais le pire, ce sont sans doute les cochonneries (ou vacheries) que l'on avale au passage sachant le nombre de produits chimiques qui sont donnés à ces pauvres vaches, pour qu'elles produisent à hauteur de ce que la rentabilité leur demande.

Hormones, antibiotiques, engrais chimiques du fourrage, insecticides et pesticides, on a droit à tout dans le lait.

Un vieux dicton chinois dit que si vous donnez du lait de vache à un enfant, il grandira stupide. Et si vous lui donnez du lait de chèvre, il grandira buté!

Pour les adorateurs inconditionnels du fromage, comme moi, mieux vaut s'en tenir à une dégustation exceptionnelle une fois par mois...avec quelque chose de très, très bon...

3. la viande rouge

Les taoïste dénoncent la qualité douteuse de la viande, depuis l'alimentation des bêtes jusqu'à la façon dont elles sont abattues.

Mais il y a aussi l'apport en graisses saturées qui les rebute. Donc, pas de viande rouge et abats dans le Tao de l'art de manger.

4. les graisses animales

Pour les mêmes raisons qui rendent les viandes rouges non désirables : les cochonneries chimiques et le mauvais cholestérol.

5. les fritures

Parce que même l'huile la plus saine devient toxique à une température élevée...

6. les oeufs

Le stress de la poule en cage, la façon dont ces animaux vivent, les antibiotiques et hormones dont nous n'avons pas besoin....et les vibrations négatives de l'animal stressé qui se retrouvent dans l'oeuf que nous allons manger....elles sont transmissibles.

Encore une Colucherie à adopter : "et dire qu'il suffirait qu'on n'en achète plus pour qu'ils arrêtent d'en vendre...."Toute une philosophie.

7. les produits raffinés à base de blé

Le manque de nutriments des produits raffiné est un argument suffisant.

Nous mangeons dans un but thérapeutique de gain ou de maintient de l'équilibre, nous demandons à l'aliment une forme de performance...mais la qualité nutritive n'existe que chez l'aliment intacte, c'est à dire non manipulé ou transformé.

Le blé en particulier devient une des céréales les plus difficiles à assimiler sans réactions allergiques.

8. **Les excitants** comme le thé et le café sont autorisés de façon complètement occasionnelle, et les boissons de petit déjeuner déjà sucrées sont proscrites.

Fini le chocolat instantané!

9. **Certains légumes** tels que

- les tomates,
- pommes de terre,
- aubergines
- et poivrons

sont très Yin, et contiennent un poison, la Solanine, en très faible quantité.

Il est donc recommandé de ne pas consommer ces légumes de façon régulière, surtout lorsqu'on a un terrain froid au départ.

Ces aliments consommés trop souvent peuvent être la cause d'une rétention d'eau récalcitrante, d'arthrite ou de rhumatismes précoces.

Il conseillé de les neutraliser avec de la viande d'agneau (la moins traitée par antibiotiques) et des épices telles que piment, cayenne, ou Tabasco.

10. les agrumes

Il ne faut les manger que si on vit là où ils poussent, pour ne consommer que des fruits complètement mûrs.

Dans le cas contraire, il vaut mieux s'adapter et se trouver une autre source de vitamine C.

11. l'alcool

Évidement...lorsqu'on est sain, on n'est pas attiré par l'alcool, alors il est logique de ne pas y toucher non plus lorsqu'on tente de s'assainir...

Ici, tout va tourner autour de la santé du foie, duquel dépend le bon fonctionnement de tous les autres organes, alors on comprendra que ça n'est pas le moment de se rajouter des toxines là où on en a le moins besoin.

Les recettes et menus du Tao équilibrant

Gardez à l'esprit que selon le Tao de l'art de guérir, **votre système sanguin peut varier d'un jour à l'autre**, d'une semaine à l'autre, d'un mois à l'autre et d'une année à l'autre.

Et c'est à vous de travailler à son équilibre quotidien.

Si il n'y a pas de claire définition entre un système trop chaud et un système neutre, ou entre un système froid et un système neutre, ou un peu des trois, essayez de décider quel est le plus dominant et utilisez la température extérieure pour trancher.

Si votre système est froid et que vous souffrez d'une angine, mangez plus de plats refroidissant et neutres jusqu'à amélioration, puis réintroduisez quelques plat réchauffants pour maintenir l'équilibre.

De même, si votre système est chaud et que vous souffrez d'un rhume, vous devez équilibrer les plats neutres avec les plats réchauffants.

Menu du Tao rafraichissant pour système surchauffé

- Salade de laitue avec des rondelles de concombre, d'oignon rouge, et des herbes fraiches (rafraichissant)

(La vinaigrette est au choix, de préférence sans moutarde, et avec du vinaigre de cidre brut, non raffiné.)

- Légumes variés sautés au Wok dans de l'ail émincé et du gingembre râpé, arrosé d'un trait de sauce de soja et d'huile d'olive extra vierge. (réchauffant)

- Riz complet à la vapeur ou bouilli (neutre)

- Tofu en cubes, roulés dans la fécule de maïs, sautés rapidement au Wok dans l'huile de sésame et parsemé de coriandre fraîche (rafraichissant),

ou

- Petite dorade à la vapeur arrosée d'un trait de sauce de soja, d'un jus de citron et garnie de coriandre fraîche.

Vous pouvez ajouter de l'ail écrasé où vous voulez, des lanières de carottes crues pour colorer, des graines de sésame pour croustiller et des graines germées pour vitaminer.

Quelques huiles essentielles refroidissantes : le citron, le palmarosa (cymbopogon martinii), le cyprès (cupressus sempervirens)

Menu du Tao pour les systèmes trop chauds en hiver

Ce genre de menu est plus indiqué pour rafraichir un système trop chaud tout en l'armant contre les épidémies de rhume ou de grippe.

- Soupe d'orge, aux carottes, oignons et potiron avec une pincée de cumin
- Légumes sautés : choux de Bruxelles, céleri branche, ail, mijotés dans un peu de miso délayée à l'eau, quelques feuilles de thym.
- Haricots noirs mijotés,

ou

- Un poisson blanc poché dans un bouillon aux herbes et citron (rafraichissant).
- Une petite salade de graines germées, des noix concassées, ail, persil, sauce à l'huile de sésame et sauce de soja.
- Une compote de pomme sans sucre ou une compote de fruits secs

Menu du Tao neutre pour garder un système neutre

- Soupe de miso aux carottes, épinards et oignons (neutre)(on fait d'abord sauter les légumes puis on les ajoute à la miso délayée)
- Riz brun en pilaf avec des oignons, un trait de sauce de soja et d'huile d'olive (neutre)
- Des légumes sautés au curry (réchauffant)
- Grosses crevettes à l'ai et au persil (neutre)

ou

- Pois chiches mijotés
- Salade de fruits au citron (refroidissant)

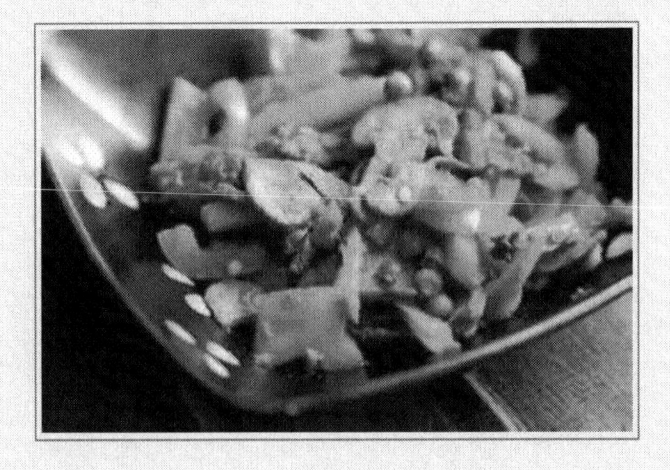

Menu Tao neutre pour l'hiver

- Potage avec carotte, oignon et épinards sautés puis mijotés dans du bouillon de poule maison (neutre)
- Riz complet (neutre)
- Légumes sautés ou rôtis au four (réchauffant)
- Légumes à feuilles vertes à la vapeur parsemés d'ail hâché et d'un trait de sauce de soja (rafraichissants)
- Blancs de poulets marinés à l'huile d'olive et herbes aromatiques, grillé (réchauffant)

ou

- Pois chiches mijotés au poivre de Cayenne et cumin dans un fond de légumes (réchauffant)
- Salade de fruits crus (rafraichissant)

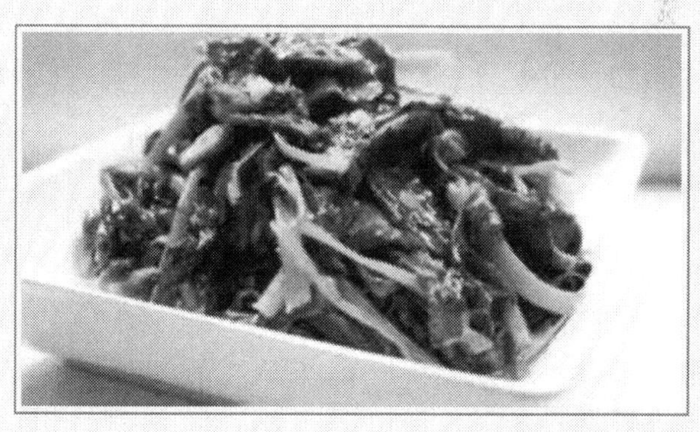

Menu Tao réchauffant pour système froid

- Soupe de flocons d'avoine aux champignons sautés (réchauffante)
- Légumes sautés au wok au gingembre et ail, arrosés de sauce de soja et huile de sésame (réchauffant)
- Légumes à feuilles vertes cuits à la vapeur (rafraichissant)
- Tofu braisé aux oignons et carottes caramélisées (neutre)

ou

- Poulet en fricassée avec ail et sauce de soja (réchauffant)
- Compote de prunes à la cannelle (neutre)

Les huiles essentielles de **Cannelle, noix de muscade, gingembre et poivre noir** sont de grands classiques du réchauffement

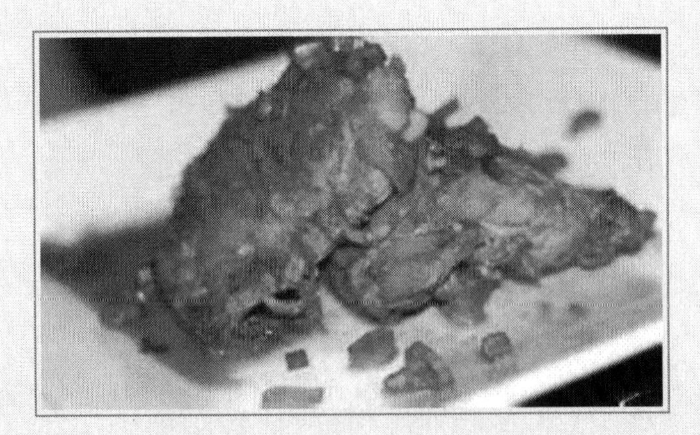

Vos notes

CHAPITRE 21

Les pages "nettoyage et réparation"

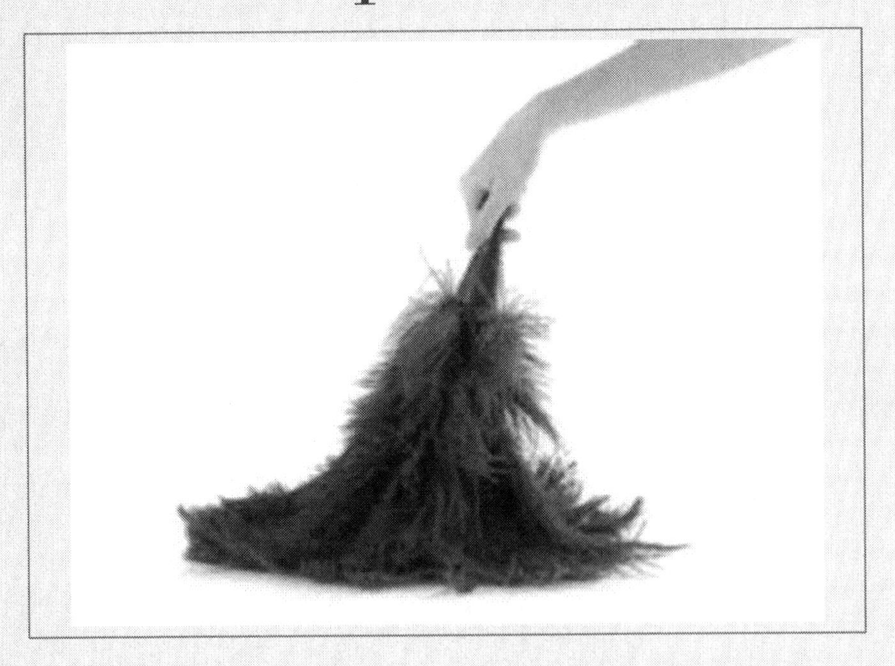

Nettoyer et réparer, dès qu'il s'agit du corps humain, signifie "lui donner les moyens" et non pas "le faire à sa place".

Or, nous sommes aujourd'hui formatés par certaines industries à ne pas nous faire confiance, à paniquer dès qu'un problème nous arrive et à ignorer totalement les fabuleux pouvoirs de régénération de notre organisme.

Notre corps est puissant, mais il est assailli quotidiennement par cette pollution dont nous parlons depuis le début dans ce livre.

Un corps pollué signifie que nos capacités cognitives et notre volonté sont tout autant polluées...Nous subissons alors plus de pensées et émotions négatives que d'optimisme et d'allant vers le changement.

C'est pourquoi, je souhaite introduire cette section du livre consacrée aux outils de nettoyage et de réparation avec quelques exercices qui vous permettront d'agir plus facilement, grâce à un travail sur vos émotions.

C'est très important, et très efficace. Essayez.

- **Utilisez les pouvoirs des émotions positives**

- **Identifiez vos sensibilités, allergies, intolérances alimentaire**s : c'est une procédure de base dans la lutte contre l'inflammation qui peut tout changer. Je ne vous impose pas un grand nombre de tests ici, mais celui-ci est vraiment important. Alors, ne le négligez pas, faites le plus rapidement possible un test Imupro.

Vos outils sont inclus dans les chapitres suivant :

- La liste des courses : vous l'adapterez aussi à vos besoin d'après ce que vous aurez lu dans les chapitres précédents : cuisiner pour vous réparer, bio ou pas bio, gouts à éviter, sans gluten, remplacer le mauvais par le bon, herbes et épices, Tao de l'art de manger pour désinflammer.

- Chouchoutez votre foie

- Bouillon d'os

- Les pousses

- l'incontournable betterave

- les Huiles de la toxicité

- les méridiens

Votre liste d'actions

CHAPITRE 22

Identifiez ce qui fait réagir votre immunité

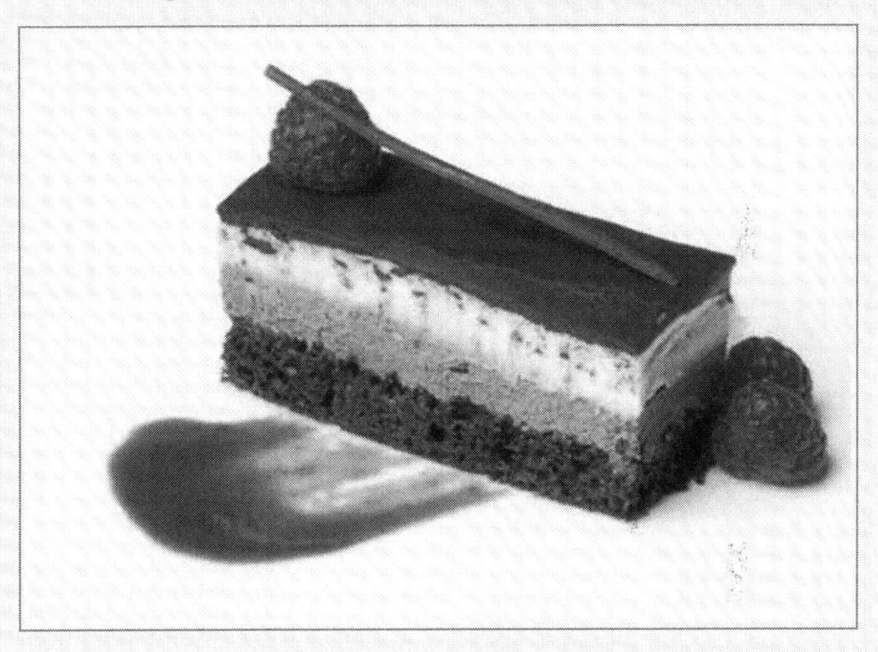

Dès que nous avons des problèmes d'immunité, et surtout d'auto-immunité, nous subissons à coup sur un certain nombre d'aliments auxquels nous sommes exposés tous les jours. Nous pouvons y être allergique, sensible ou intolérant. L'ingestion de ces aliments fait réagir le système immunitaire, immédiatement ou de façon décalée dans le temps.

Or, nombreux sont ceux qui ignorent ces réactions, ou qui ne savent pas les distinguer. C'est ce que nous allons faire ici.

Il y a allergies alimentaires, sensibilités et intolérances alimentaires. Et il est important de les distinguer pour les identifier.

Malgré une alimentation et une vie équilibrées, certaines personnes ne parviennent pas à se sentir bien, peuvent souffrir de rhumes à répétition, d'infections intestinales et de douleurs chroniques, d'angoisse.

En fait, une alimentation équilibrée aujourd'hui, vu la qualité de plus en plus douteuse des aliments auxquels nous avons accès, ne nous donne plus la qualité nutritionnelle nécessaire à notre équilibre interne et ne veut pas dire grand chose.

De plus, **nous accumulons de plus en plus de toxines qui finissent par altérer notre immunité et notre capacité à les éliminer.**

On peut devenir réactif à un ou plusieurs aliments consommés fréquemment, ou quotidiennement et dont on n'imagine pas pouvoir se passer facilement.

Les allergies sont une épidémies en soit et les allergies alimentaires ont augmenté d'environ 400% au cours des 10 dernières années. Cliquez ici pour savoir pourquoi nous devenons de plus en plus allergiques et intolérant.

On met souvent dans le même pot

- les allergies à réaction instantanée que sont les allergies IgE (elles font intervenir les anticorps IgE),
- les sensibilités IgG que l'on sent des heures ou des jours plus tard (qui font intervenir les anticorps IgG au lieu de IgE)
- et les intolérances alimentaires qui ne font pas intervenir l'immunité.

Il faut cependant les distinguer pour mieux les identifier

- Les allergies IgE

sont les réactions que la plupart des médecins savent reconnaitre. Ce sont principalement des réactions à des inhalants ou des aliments et sont les seules véritables allergies selon la définition classique commune. Elles impliquent une réaction souvent sévère, immédiate au contact avec l'allergène. On peut en souffrir toute la vie.

- Les sensibilités IgG

ne sont techniquement pas des allergies au sens le plus courant et sont souvent ignorées par les allergologues. Et pourtant, les sensibilités IgG sont bien plus courantes que les allergies classiques IgE (mais ne mettent pas votre vie en danger…). Il peut se passer plusieurs heures, voire deux ou trois jours avant que le corps ne manifestent les symptômes de sensibilité, et il suffit d'éliminer l'aliment déclencheur pour que ne pas avoir de symptômes du tout. Mais surtout, on peut s'en débarrasser définitivement en suivant un protocole adéquat.

- Les intolérances

Elles, ne sont que les réactions chimiques, d'habitude aux aliments, qui comme je l'ai dis plus haut, ne font pas intervenir une réaction immunitaire. C'est ce qui fait qu'elles ne sont pas considérées comme étant des allergies, et sont complétement ignorées par les allergologues, bien qu'elles soient la cause de symptômes sévères et que de nombreux malades consultent pour s'en débarrasser.

Pour vous expliquer comment elles se déclenchent, prenons l'exemple de la tyramine, substance présente dans le vin et le fromage, qui provoque une dilatation des vaisseaux sanguins dans le cerveau, ce qui déclenche des migraines. C'est la même chose avec le lactose : ceux qui y réagissent n'y sont pas allergiques mais intolérants car il leur manque l'enzyme nécessaire à la digestion du lactose. Les distributeurs de lait se contentent donc d'ajouter du lactase (l'enzyme) dans leur lait, puis d'y apposer l'étiquette "sans lactose" pour faire boire leur lait aux "allergiques" présumés au lactose. Si c'est gens là se font tester pour des allergies, rien de se verra. Par contre, ils continueront de réagir fortement aux produits laitiers sans savoir pourquoi.

Il y a une vingtaine d'année, la plupart des allergologues étaient très septiques au sujet des conséquences désastreuses entrainées par les sensibilités et les intolérances, et ont fréquemment répété à leurs patients qu'ils étaient stressés et que puisqu'ils ne montraient aucun signe de pathologie, n'avaient rien, en dehors de leur imagination.

- Je vous donne ici un exemple :

Marie a souffert d'eczéma toute sa vie. Elle est souvent fatiguée, endure des ballonnements fréquents ainsi que des fluctuations de poids.

Son bien-être n'est pas reluisant.

Elle contrôle son eczéma grâce à de la cortisone et boit des tonnes de boissons caféinées pour rester éveillée durant la journée.

Finalement, Marie a fait un test d'allergies et intolérances alimentaires et a découvert qu'elle était fortement sensible aux produits laitiers.

Alors elle les a tous éliminés de son alimentation.

On lui a donné des probiotiques, un complément alimentaire liquide et des enzymes digestives.

En trois semaines, elle n'est plus fatiguée, plus ballonnée, sa peau va mieux et elle a déjà perdu du poids.

Aujourd'hui, les enfants en sont les premières victimes avec des manifestations démontrées incurables comme l'autisme, le déficit d'attention, les allergies, l'asthme.

Si vous n'identifiez pas quels sont les aliments, additifs, conservateurs, toxines etc…qui intoxiquent votre corps, vous n'avez aucune chance d'aller mieux, médicaments ou pas.

Mais je peux vous aider à trouver plus rapidement avec quelques informations telles que celle-ci :

Dans le top 20 des aliments déclenchant les plus fréquents il y a

1. Le lait de vache

2. la Gliadine de blé (un composant du gluten qui provoque une atrophie des villosités des premières et deuxièmes parties de l'intestin grêle, provoquant ainsi des troubles digestifs)

3. la Gliadine du Gluten (de blé, seigle et orge)

4. la levure de boulanger, de bière

5. les blancs d'oeufs

6. les noix de cajou

7. les jaunes d'oeufs

8. l'ail

9. les graines de soja

10. les noix du brésil

11. les amandes

12. le maïs

13. les noisettes

14. l'avoine

15. les lentilles

16. le kiwi

17. les chilis

18. les graines de sésame

19. les graines de tournesol

20. les cacahuètes

Aussi, ne vous laissez pas faire avec des tests cutanés : ils ne montreront que les allergies. Faites un test comme ceux que vous propose Imupro, ici : http://www.intolsante.com/

Aussi, il y a de grandes chances que vous réagissiez aux aliments qui vous donnent le plus envie, qui vous font saliver, comme du pain, du fromage, du chocolat ou du sucre (sous forme de bonbons, gâteaux, glaces...). Il est démontré aujourd'hui que le sucre et la gliadine du blé provoquent une addiction aussi puissante qu'un opiacé dans l'organisme.

Il ne suffit que de trois jours pour être "accro" au sucre, mais il faut une semaine pour s'en désaccoutumer. Pour le blé, c'est plus long.

On a identifié les signes d'intolérances et sensibilités les plus courants. Ils permettent de mettre la puce à l'oreille et de chercher dans la bonne direction (qui n'est pas l'allergie). Il s'agit de :

- Congestion du nez, des sinus, gorge rouge, le plus souvent chronique (à répétition)
- Problèmes gastro-intestinaux (gonflements, gaz, brulures d'estomac, reflux, ulcères, diarrhée, constipation, nausées ou vomissements
- Yeux larmoyants, visage enflé, cernes sous les yeux ou même une pliure sous les yeux
- Perspiration non expliquée (même la nuit)

- Otites à répétition
- Vertiges mauvais équilibre
- Maux de tête, migraines, tensions du cou et des épaules
- Eczéma, irruptions, aphtes
- Gonflements des mains, pieds, visage
- Toux, éternuements, asthme
- Douleurs musculaires
- Difficultés cognitives incluant une mauvaise concentration, une mauvaise mémoire ou des idées brouillées
- Problèmes émotionnels incluant dépression, anxiété ou colère incontrolable
- léthargie ou fatigue chronique
- Insomnie, sommeil de mauvaise qualité
- Excès de salivation
- Symptômes de comportements négatifs, incluant hyperactivité, colères, hyperactivité

Voici un exemple parmi de nombreux autres de ce que la consommation d'un groupe d'aliments auquel on est sensible peut avoir comme impact sur le bien-être général.

Mais si vous vous reconnaissez dans cette liste, ne négligez pas la piste du compagnon classique des allergies, intolérances et sensibilités, le Candida albicans, qui réclame une approche particulière et radicale pour éliminer vos symptômes, qu'ils soient bien visibles ou complètement diffus, comme ceux des sensibilités alimentaires cérébrales, qui elles, entrainent souvent une forme de trouble du comportement, une névrose ou une psychose.

Le contact avec certains additifs et autres produits chimiques accroit les sensibilités.

Pour les additifs, il s'agit des

- nitrates et nitrites (dans les saucisses, charcuterie)
- sulfites (dans les vins, fruits et légumes non bios)
- acide ascorbique (fromage, fruits secs)
- colorants (surtout le 5)
- parabènes (dans la bière, les pâtisseries et biscuits industriels, les sodas)
- acide benzoique (les jus de fruits, margarines)
- glutamate (bouillon cube, cuisine chinoise, extraits de levure, protéines hydrolysées)
- aspartame
- alginate (glaces, plats tout prêts congelés)
- bromates (dans la boulangeries industrielle)

Dans la famille des produits chimiques qui nous entourent il y a :

les gaz d'échappement

les formaldéhydes (tout les textiles neufs, moquette, autos, peinture, vêtements, fumée de bois)

le chlore (eau du robinet, piscine, bains bouillonnants, produits nettoyants)

phénols (parfums, papier journal, colle, fumée de bois)

éthanol (gaz d'échappement, parfum, produits d'entretien, fumée de bois)

fluor (eau du robinet, dentifrice, traitements au fluor)

alcool de benzyl (solvents, parfum, parfums artificiels)

glycérine (maquillage, savon, cosmétiques, nettoyants pour meubles)

Nous sommes tous de plus en plus exposés aux sensibilités alimentaires grâce à la toxicité dont je vous parle depuis le début de ce livre.

Aujourd'hui, avec le rhume commun, **les symptômes de colon irritable font partie des complaintes les plus fréquentes qui amènent les gens à consulter leur médecin.**

Ils touchent une personne sur quatre.

Une personne à qui on va donner un anti diarrhéique, ou peut-être un calmant, ou des probiotiques…mais rarement à qui on va faire un test d'intolérance pour identifier et éliminer l'aliment déclenchant à l'origine de ces symptômes.

Il y a trois maladies communes au colon irritable

La maladie de Crohn, la colite ulcérative, la maladie ceoliaque.

Les symptômes communs aux trois sont

- Les douleurs articulaires, le manque d'appétit,la perte de poids et la fièvre.
- Pour la maladie de Crohn et la colite ulcérative, aucun test de laboratoire ne permet d'identifier l'un ou l'autre, et le diagnostique est basé sur des radios et un examen physique.
- Les traitements conventionnels seront basés sur de simples modifications du régime alimentaire, des anti-inflammatoires et parfois des antibiotiques.
- La maladie coeliaque est deux fois plus commune.

Elle peut être identifiée par des examens poussés du type biopsie de la muqueuse intestinale.

Le seul traitement efficace revient à complètement éliminer, à vie, le gluten. Ce qui signifie pas de blé, de seigle ou d'orge.

Une autre situation débilitante des intolérances et sensibilités est la manifestation la plus courante du colon irritable : la colite, ou colopathie fonctionnelle.

Dès que l'on avale quelque chose, cela doit ressortir à l'autre extrémité.

On vit avec des symptômes de coliques, des gonflements soudains, des douleurs récurantes qui font vivre à la proximité d'une salle de bain.

Nombreux sont ceux qui ont vécu les années d'attente et de souffrance, ponctuées de tests en tous genres, d'espoirs déçus, de confiance élimée envers la médecine, pour finalement découvrir qu'il suffisait d'un simple test sanguin…et de la liste des aliments interdits.

Aucun médicament ne soigne l'intestin irritable ou colopathie fonctionnelle.

La seule façon de ne plus en souffrir est de se détoxifier, d'éliminer les aliments qui nous font réagir le temps de réparer nos intestins, et de relancer notre niveau d'absorption.

Il y a diverses moyens éliminatoires d'identifier ces aliments déclenchant, mais un moyen rapide et fiable est de procéder à un test IMUPRO sur http://www.intolsante.com/

CHAPITRE 23

Le minimum vital de votre liste des courses

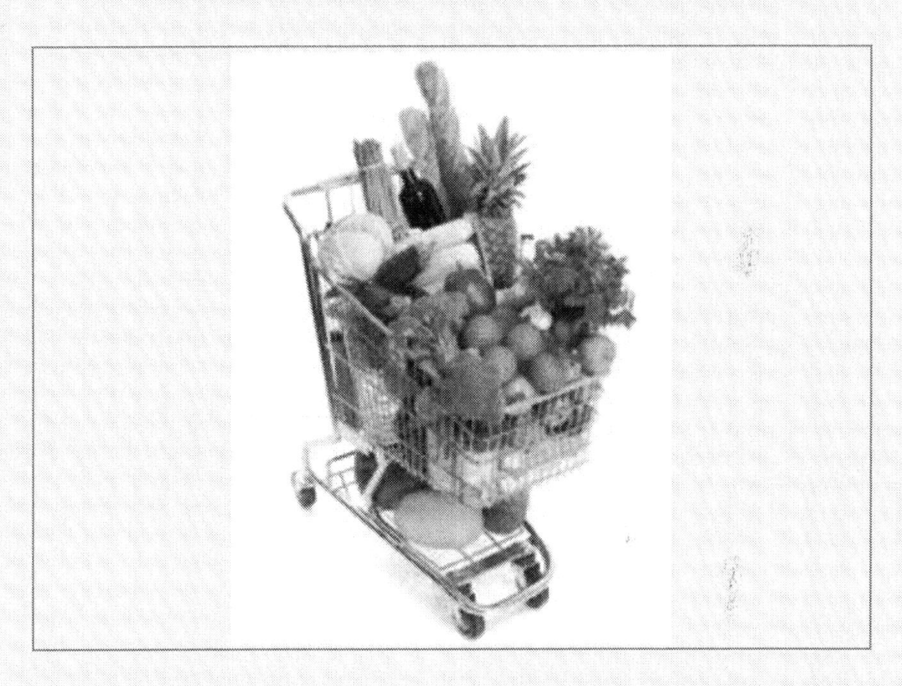

Il n'est pas question que je vous dise quoi manger, mais plutôt que je vous suggère des aliments qu'il faut s'efforcer de consommer régulièrement pour avoir accès à une certaine qualité nutritionnelle ainsi que pour se prémunir contre la consommation d'autres aliments dont il vaut mieux se passer.

Au sujet des aliments dont il vaut mieux se passer, si vous avez fait un test d'identification de vos sensibilités alimentaires (dont je vous parle dans le chapitre qui précède celui-ci) vous savez ce que vous ne devez pas consommer pendant au moins trois mois. C'est un grand début. Vous avez déjà une liste d'aliments interdits.

A cette liste, vous allez pouvoir ajouter les aliments dont on peut tout à fait se passer (dont il vaut mieux se passer) et à coté, choisir ceux qu'il est intelligent d'avoir sous la main pour garantir votre niveau de nutrition et votre détox quotidienne.

Quoi manger pour bien manger?

Je sais que "bien manger" est tout à fait relatif.

Pour vous donner une idée de ce qu'il ne faut pas faire, voici ce que vous obtenez si vous cherchez sur la toile quels sont les ingrédients sains à toujours avoir dans votre frigo. Ils ne sont pas vraiment les mêmes que ceux que vous devez avoir pour vous détoxifier.

Donc, les mauvais :

• lait écrémé stérilisé ou lait de soja (lait de soja, trop de toxines, lait stérilisé : mort)

margarine allégée (et margarine classique) (c'est du plastique)

fruits frais déjà épluchés et coupés prêt à être utilisés (ils perdent leurs vitamines dès qu'on les pèle et coupe)

Jus 100% jus de fruit (100% fruit, ça ne veut rien dire)

charcuterie (no comment)

fromage allégé (type vache qui rit, kiri, mozzarella en bâtons) et autres fromages industriels (l'important c'est qu'ils soient crus et bio)

De la vinaigrette tout prête allégée (horreur! il faut la faire à l'avance dans un pot à confiture!)

Par contre, indépendamment de votre régime de choix, voici ce qu'il vaut mieux avoir dans son frigo et son placard :

- des germinations maison ou pousses fraiches (donc, vous devez avoir un assortiment de graines à germer)
- de la choucroute crue
- du kimchi
- de la miso (au choix)
- de l'huile de coco non raffinée bio
- du kale
- des carottes et du céleri branche bio
- du vinaigre de cidre non raffiné bio
- des citrons
- des herbes fraiches assorties
- des patates douces
- des oignons
- de l'ail
- de la crème d'amandes
- du lait de coco
- des pommes bio
- des graines assorties crues (courge, tournesol, chia, lin, sésame)
- des noix assorties crues (amandes, pécan, noisettes, noix, cajou, Brésil, coco râpée)
- des fruits rouges assortis bio dans le congélateur

• des poudres d'épices : cumin, garam masala, coriandre, curry, curcuma, fenugreck etc...

• des herbes sèches : thym, romarin, origan, estragon, clous de girofle, laurier

• du poivre en grain

• du sel de mer gris

• du miel cru

Vous pouvez y ajouter les aliments anti-inflammatoires dont je vous parle dans le chapitre suivant ainsi que les ingrédients qui vous permettront de réaliser les vinaigrettes, plats mijotés, biscuits, smoothies, jus et autres petites recettes que vous piocherez au cours des sujets développés.

Et puis, **vous pouvez compléter votre liste de course** de façon complètement personnalisée **grâce à ce que Tao de l'art de désinflammer vous conseille** en fonction de vos besoins.

Faites votre liste de courses

CHAPITRE 24

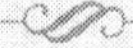

Utilisez les pouvoirs

Des émotions positives

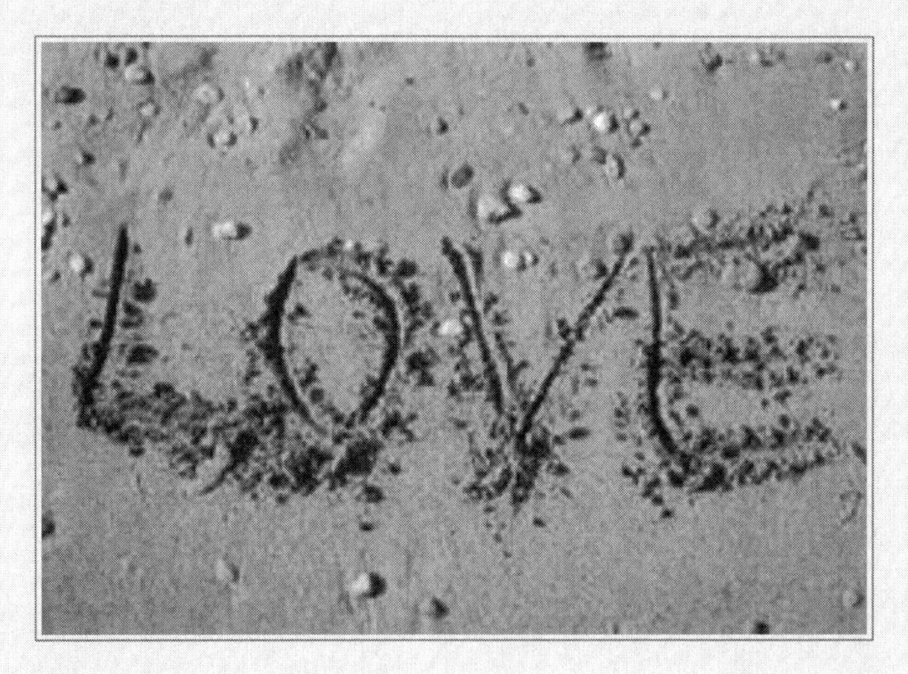

Grâce à sa neuroplasticité, le cerveau bénéficie d'un potentiel de changement illimité. Tout est possible.

De son coté, le Coeur influence le cerveau.

En effet, des chercheurs ont découverts que les rythmes cardiaques influencent la façon dont le cerveau fabrique des émotions et des techniques ont depuis été mises au point pour nous permettre de gérer nos émotions en gérant nos rythmes cardiaques.

Mais tout d'abord, voyons ce que nous pouvons faire avec le cerveau.

Si vous avez des comportements ou de ne nouvelles habitudes à adopter, ces exercices de rééducation vous concernent.

Voici des moyens puissants de rééduquer le cerveau.

1. Commencez par identifier l'habitude que vous souhaitez transformer (ne pas allumer une cigarette, ne pas vous soulager sur les bonbons ou le café à la moindre émotion forte etc…)

2. Décidez que vous allez changer ; tout est dans l'intention car c'est d'une intention forte que dépend la création de nouveaux circuits dans notre cerveau.

3. Observez ce que l'ancienne habitude produit dans votre vie et notez en les résultats. Soyez un témoin, un observateur extérieur.

4. Déplacez votre attention : un des secrets pour créer une nouvelle habitude est de retirer votre attention de l'ancienne habitude et de la déplacer vers la nouvelle habitude

5. Utilisez votre imagination. Visualisez et ressentez les effets de votre changement d'habitude sur votre vie. Ressentez les émotions associées à l'obtention de ce changement.

6. Intervenez en disant « non » lorsque l'ancienne habitude ou impulsion se manifeste. Puis tournez votre attention vers le changement que vous souhaitez obtenir.

7. Utilisez la technique de l'aversion : c'est la technique des asticots sur le gâteau au chocolat ! C'est la technique de vous souvenir de tout le mal que l'ancienne habitude vous fait.

8. Par rapport au sucre : rappelez vous que le sucre est utilisé par l'industrie alimentaire pour nous maintenir dans un état de dépendance toxique.

9. Créez un plan spécifique : décidez si vous préférez faire de l'exercice au lieu de manger de la glace devant la télé… Vous pouvez utiliser des affirmations telles que : je suis libérée de la glace, ou « je contrôle la situation ».

10. Détachez vous de vos émotions avec la méditation, l'auto-hypnose. La méditation créé de nouveaux circuits vers des changements au sein du cerveau

11. Et puis, reconnaissez votre succès : un effort après l'autre.

Apprenez à contrôler votre cœur pour contrôler vos émotions

Il est possible de décider quelles émotions nous souhaitons ressentir : c'est le cas de ceux qui en ont assez de subir des émotions toxiques telles que la colère, le ressentiment, la jalousie, l'anxiété etc…et qui décident d'entrainer leur cœur à produire plus de joie, de gratitude, de plénitude etc…

Ca aussi, c'est un entrainement. Là aussi, vous devez vous positionner en tant qu'observateur, en tant que témoin extérieur de vos émotions.

Avec un peu de pratique, vous pouvez agir sur vos battements cardiaques et changer la qualité de vos émotions.

Tout d'abord, tout comme avec les habitudes à transformer, vous devez prendre conscience de ce que vous souhaitez changer. Vous vous sentez principalement malheureux ? Alors décidez de ne plus l'être.

Demandez vous à quelle fréquence vous sentez vos émotions négatives. Ne jugez rien. Contentez-vous de faire un inventaire. Observez et prenez note de ce qui déclenche les émotions indésirables en vous.

Voici un exercice qui vous aidera dans cette prise de conscience :

1. Remarquez et admettez ce que vous ressentez

2. Tentez de mettre un nom sur le sentiment : frustration, peur, angoisse, colère et...

3. Dites vous : « relâche » en orientant votre attention vers votre cœur, détendez vous alors que vous expirez et « relâchez » le stress vers l'extérieur de votre cœur. Ayez le sentiment que l'émotion que vous ne souhaitez pas garder s'échappe de votre système. Sans forcez, autorisez-vous à la lâcher, et laissez-la s'évacuer comme l'air s'évacue avec votre souffle.

La technique suivante va vous aider à passer le cap d'une attitude/état-d'âme à un autre.

Bien qu'il puisse être difficile de se détacher de certaines émotions, cette technique vous permettra d'atteindre une forme d'équilibre émotionnel, puis de construire de nouvelles habitudes comme on entraine un muscle.

Portez votre attention sur la région de votre cœur, ou au niveau du centre de votre poitrine. Alors que vous inspirez, sentez votre respiration entrer 1. dans votre cœur, et à l'expire, en ressortir. Comptez doucement de 1 à 5 en inspirant et de 1 à 5 ou 6 en expirant. Ne forcez surtout pas dans un sens comme dans l'autre. Continuez à respirer ainsi jusqu'à ce que vous trouviez votre rythme de confort.

2. Maintenant, efforcez-vous de ressentir une émotion positive. Pour cela, pensez à un endroit que vous aimez, une situation, quelqu'un...N'importe quoi qui vous fait vous sentir bien. Le plus important est de sentir l'émotion associée à l'événement choisi. En effet, un souvenir visuel dépourvu du sentiment qui l'accompagne ne donnera rien. Donc, tentez de maintenir ce sentiment pendant 20 secondes.

Pratiquez cet exercice aussi souvent que possible : L'attention sur le cœur, la respiration par le cœur et l'émotion positive.

Vous vous rendrez compte combien cet exercice transforme votre vie émotionnelle. Le pouvoir des émotions peut enrichir ou détruire votre vie. Comprendre le pouvoir des émotions est essentiel pour attirer la joie et la santé dans votre vie ou bien choisir d'avoir une vie misérable pleine de colère et de frustration

Vous trouverez la vidéo de ces exercices ici : https://youtu.be/0A91bcaccYE

CHAPITRE 26

Chouchoutez votre foie

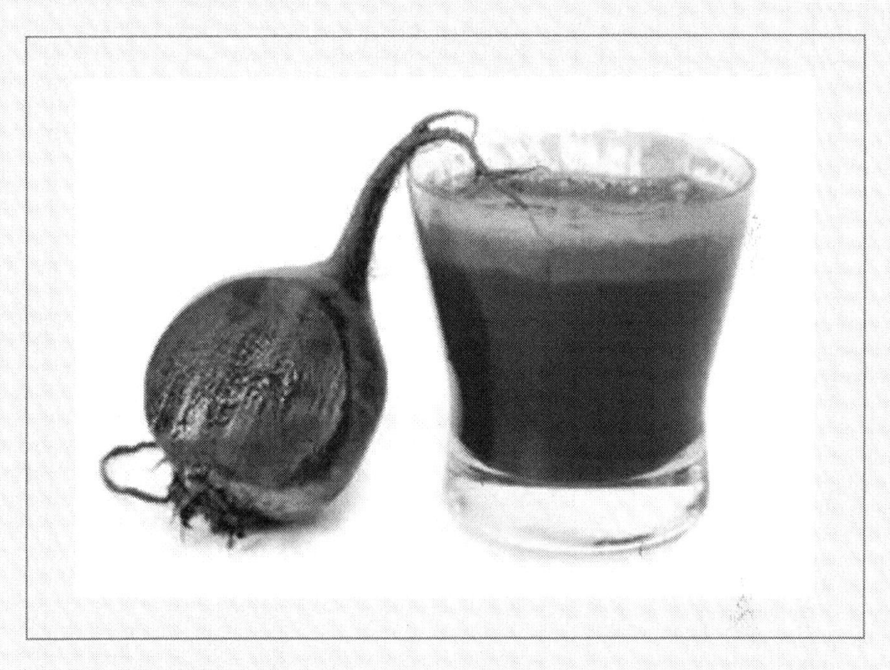

Voici quelques règles qui figurent dans les pages de Clubequiibrenaturel. J'ai fais un peu le tri pour vous faciliter les choses.

Ce sont des règles à adopter durant la détox du foie, alors ne les négligez pas.

Voici des règles qu'il est sage de suivre quotidiennement pour ménager votre foie, et votre ligne.

1. Ne mangez que si vous avez faim : buvez un verre d'eau, mangez un fruit, une petite salade, mais ne vous forcez pas à manger si vous ne le sentez pas.

2. Inversement, ne vous laissez pas mourir de faim, ne laissez pas votre estomac crier famine. N'essayez pas de terminer votre assiette à tout prix, d'ailleurs, si vous mangiez les yeux fermés vous ne mangeriez pas autant.

3. Buvez au moins 8 grands verres d'eau par jour, car l'eau est nécessaire au nettoyage de votre foie, des reins, et aide à la perte de poids. Vos cellules ont besoin d'eau comme des plantes. Boire suffisamment d'eau réduit vos chances d'attraper une maladie dégénérative.

4. Ne consommez pas de grandes quantités de sucre, en particulier raffiné, car le foie va le convertir en graisse, telle que triglycérides et cholestérol.

5. Si vous devez avoir quelque chose de sucré choisissez les fruits secs, le miel, ou les fruits frais.

6. Si vous ne pouvez pas vous passer de chocolat, choisissez du chocolat noir à 70% de cacao, si vous ne pouvez pas vous passer de bonbons, essayez le Halvah, cette confection nord africaine à base de sésame, miel, vanille, pistaches etc… Mais dans tous les cas, cela doit rester exceptionnel, car votre foie devra, quoiqu'il arrive, transformer tout ce sucre en gras.

7. **Eliminez les produits laitiers (sauf le yaourt) s'ils sont pasteurisés, stérilisés, homogénéisés et issus de l'agriculture convention-**

nelle.

8. Si votre foie est fragile, il y a des chances pour que vous manquiez d'enzymes digestives. Si vous souffrez de ballonnements ou de lourdeur après les repas, prenez un comprimé d'enzymes digestives en début de repas.

9. En vieillissant, la production d'acide chlorhydrique diminue et il devient plus difficile de digérer les protéines. Un bon moyen d'y palier est de boire une cuillerée à café de vinaigre de cidre brut dans un verre d'eau pendant chaque repas.

10. Ne mangez pas si vous êtes stressé ou anxieux, car à ce moment là vous ne pouvez pas digérer.

11. Respirez à fond, respirez une huile essentielle très calmante comme la mandarine, avalez une bonne gorgée d'un antistress instantané comme le jus Tahitian noni, attendez quelques minutes que votre rythme cardiaque revienne à la normale, puis mangez lentement, de petites bouchées.

12. **Préférez les fruits et légumes bio, les viandes et volailles bio** : ils contiendront moins de pesticides, hormones, antibiotiques, graisses saturées, conservateurs, colorants et sucres artificiels que les produits industriels.Votre foie n'en a pas besoin, votre estomac non plus.

13. **Obtenez vos protéines de sources diverses, végétales et animales**. En combinant des céréales complètes avec une légumineuse et des oléagineux au cours du même repas vous obtenez une chaine de protéine parfaite.Ex: du houmous, de la pita complète, et une salade de légumes variés au citron.En détaillant cela vous donne : pois chiches, sésame, blé complet, citron (sa vitamine C aug-

mente l'absorption des protéines).

14. **Faites germer des graines.** Faire germer les graines et légumineuses accroît considérablement leurs propriétés nutritionnelles et leur effet détoxifiant pour le foie. La germination fait apparaître des nutriments qui n'existent pas dans le produit non germé et leur donne une activité enzymatique.Ces pousses sont d'excellentes sources d'acides gras essentiels, protéines et d'hormones végétales.

15. Évitez à tout prix la constipation .
Consultez le chapitre "Constipation".

16. **Utilisez les bonnes graisses.**
Il y a une chose qu'il faut éviter à tout prix quand on veut prendre soin de son foie: absorber le poison des mauvaises graisses, et ne pas profiter assez des bienfaits des bonnes. Alors privilégiez les huiles de première pression à froid, vierges et bio.

Les huiles essentielles du foie

De grandes équilibrantes générales, au service de votre foie! Vous allez faire d'une pierre plusieurs coups en vous occupant de cet organe dont votre équilibre dépend tellement. Je vous donne ici des mélanges pour massages locaux sur adultes. Adaptez-les à vos besoins en consultant les règles de dilution que je donne dans le chapitre sur les huiles essentielles.

Il y a **un point important du méridien du foie, utilisé en acupression (foie 4), sur le haut du pied**, insistez dessus pendant un massage local des pieds.

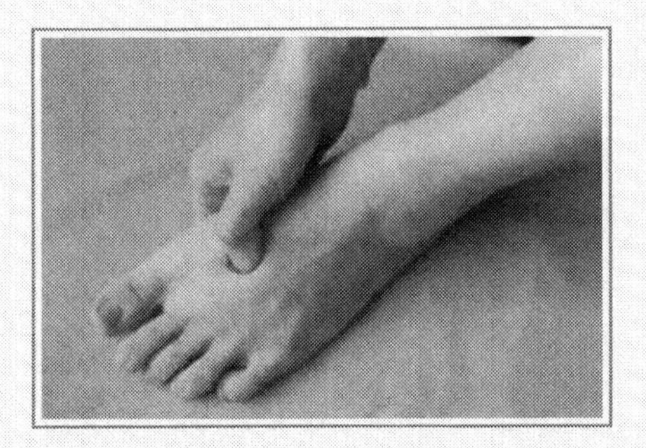

• Le romarin officinal

Une des huiles essentielles les plus connues pour la digestion en général et le foie en particulier est le Romarin officinal.

La liste de ses usages physiques est sans fin, mais dans le sujet qui nous occupe, sachez qu'il est anti-infectieux, cholérétique, décongestionnant et cholagogue (il régule la production de bile).

C'est pour cela qu'on le prescrit **en cas de migraines, nausées matinales, et simples maux de tête d'origine digestive**, mais comme il **stimule**

le métabolisme du foie et l'action de la vésicule biliaire, il serait dommage de s'en priver, au moins à titre préventif.

Pour l'utiliser, voici ce que je vous suggère :

- 1 goutte de romarin officinal,
- 1 goutte de basilic doux
- et 3 gouttes de citron

dans 5 ml d'huile de base. A masser sur les pieds, sur le coup de pied, tout autour de la cheville (doucement si vous êtes enceinte).

• L'immortelle

L'autre huile essentielle du foie que j'utilise le plus est l'immortelle (Helichrysum angustifolium).

Elle est un peu plus chère que la moyenne, mais elle sert tellement à tout, qu'on fait un bon investissement.

Pour le foie, elle est anti-congestion et stimulante.

De plus, elle régule les sécrétions du pancréas et de la vésicule biliaire et aide à se débarrasser de produits toxiques tels que drogue et nicotine, elle est donc à conseiller pour une femme enceinte qui fume…

Elle aussi a une liste d'applications qui n'en fini pas, mais il y en a une qui sort du lot et qui est à retenir : elle est anti-hématomes.

Au moindre bobo, on peut l'appliquer directement, ou diluée dans un peu de gel d'Aloe.

On peut l'utiliser sans risque sur les enfants.

Pour les plus grands qui souffrent du foie, voici une recette :

- 2 gouttes d'HE d'Immortelle
- 3 gouttes d'HE de mandarine (citrus reticulata).

dans 5 ml d'huile de base.

Vous pouvez vous masser le ventre avec ce mélange, en grands mouvements circulaires, tous les jours si vous voulez…

- **La menthe poivrée**

Pour ceux qui sont malades, l'huile de l'hépatite et de la cirrhose est la menthe poivrée : elle restore les cellules du foie et aide le foie à supporter les traitements allopathiques.

En massage abdominal (pour adulte)

Dans une cuillerée à café d'huile de base

3 gouttes d'HE de menthe poivrée

2 gouttes d'HE de citron

Semaine de détox du foie

La veille, préparez de la salade de betterave râpée assaisonnée au jus de citron, huile d'olive, ail écrasé, persil haché.

Au lever

Buvez une **tasse d'eau chaude additionnée d'un trait de jus de citron**

• Disons que vous vous êtes levé(e) à 7heure du matin.

7h15, buvez un verre de jus de légume :

• un morceau de concombre,

• 3 carottes, une betterave,

• une branche de céleri,

• une poignée de persil,

• un petit morceau de gingembre frais

• et une moitié de citron.

8h15, petit déjeuner selon les principes du régime du foie, en ajoutant une belle salade de fruits (sauf melon).

exemple :

Massez vous le ventre avec un mélange d'huiles pour le foie.

9h15, avalez **deux cuil à soupe de salade de betterave**

10h45, faites vous une **tisane de menthe poivrée.**

11h15, mangez à nouveau **deux cuil à soupe de salade de betterave**

Pour le déjeuner

12h30

Privilégiez les salades composées et les protéines non grasses.

Privilégiez les salades à la betterave (c'est une cure...)

14h, prenez deux cuil à soupe de salade de betterave.

16h, faites vous un verre de jus de légume avec si possible, de la spiruline en poudre que vous y aurez ajouté.

16h30, avalez vos deux cuillères de salade de betterave

17h30, prenez une tasse de tisane à la menthe poivrée.

18h30, prenez vos deux cuillères de salade de betterave

Pour le repas du soir

Choisissez vous un plat dans la liste des recettes à base de betterave.

CHAPITRE 27

Réparer avec le bouillon d'os

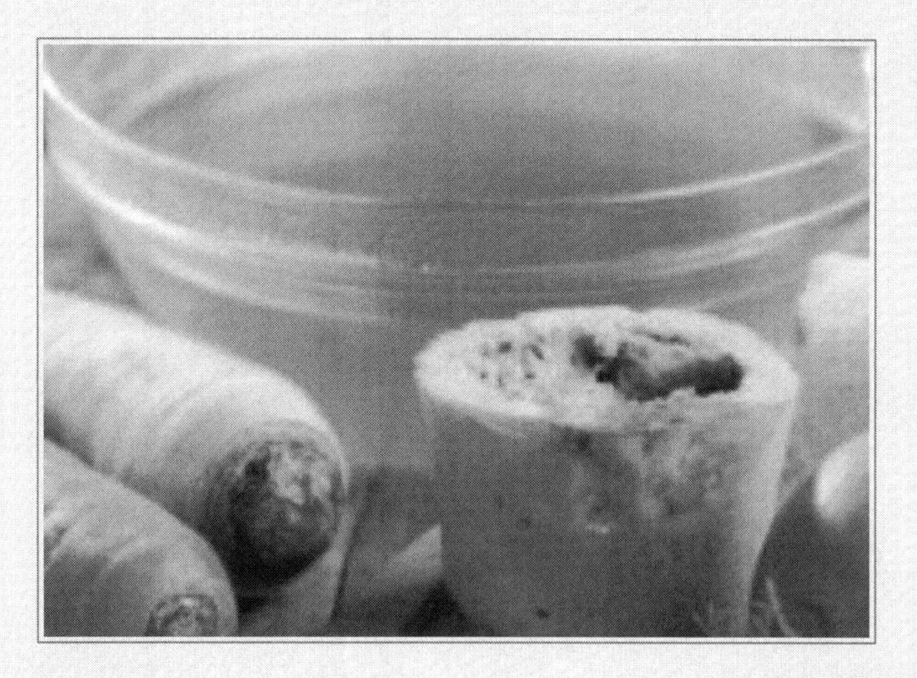

Il est des aliments auquel il faut avoir recours de façon automatique, à titre de prévention, et pour se soigner.

Si je consacre tout un chapitre au bouillon, c'est parce que nous nous trouvons face à un élément clé, un outils incontournable pour prévenir et luter contre de nombreux déséquilibres d'aujourd'hui, et vous allez comprendre tout de suite pourquoi. Que ce soit en Chine ou maintenant aux Etats Unis, on l'appelle l'or liquide.

Nos ancêtres l'avaient compris, peut être instinctivement : le bouillon issus de la cuisson d'une carcasse de poulet ou de divers os est un véritable médicament en soi, en plus d'être une grande source de nutriments.

Aujourd'hui, la science s'en mêle et confirme qu'utiliser des bouillons d'os (carcasse de poulet ou os de boeuf, agneau, veau, porc etc...) est utile à la prévention et la guérison d'un grand nombre de maladies infectieuses.

Bien sur, les ingrédients utilisés dans le bouillon n'y sont pas pour rien, mais si l'on considère simplement les os, ils sont une source dense de cartilage, collagène et moelle. Les épices et légumes qui entrent dans la préparation viennent ajouter leur propriétés thérapeutiques au liquide.

Au final, nous obtenons un bouillon puissant pour soutenir l'immunité et riche en un acide aminé, la glycine, qui aide à calmer, améliore la concentration, soulage de l'anxiété et stabilise l'humeur. C'est un véritable anti-stress qui nous aide à développer notre résistance aux rhumes et à la grippe, mais aussi augmente la qualité de nos os, depuis le squelette jusqu'aux dents.

Mais ça n'est pas tout : il sait réparer votre ventre.

Le bouillon du ventre

"Tous les maux viennent du ventre". C'est Hypocrate qui le dit (et les médecins l'ont oublié). Et bien le bouillon d'os a la capacité de réparer nos intestins en mauvais état. Il désinflamme un colon et répare un intestin grêle qui fuit tout en aidant la flore intestinale à se refaire une santé. Il participe donc à la prolifération des bonnes bactéries, ce qui est **capable de remplacer la prise de probiotiques en suppléments.**

Si vous avez bien compris ce que j'explique dans ces pages, vous avez donc compris l'essentiel : un intestin qui fonctionne bien signifie une bonne digestion, donc une bonne absorption nutritionnelle, donc, une bonne réparation des cellules.
C'est ce dont on a besoin aussi pour se construire des os solides.

Le bouillon des os solides

Il est vrai que lorsqu'on pense Os, on pense calcium. Mais que ce soit le calcium ou la vitamine D, aucun ne fonctionne bien sans un bon apport en collagène.

Il est donc impératif de veiller à en consommer autant que possible!

Les pieds de porc et de veau en sont plein, ainsi que la peau de poulet rôti. Mais les bouillons d'os aussi! D'autant plus que le bouillon apporte bien plus que le collagène.

Il soutient l'immunité, mais aussi, il détoxifie.

Le bouillon de la détox

Bien sur, il y a les jus. Mais rien ne vous empêche de varier les plaisir et surtout, de compléter les jus de légumes avec les bouillons, surtout en hiver.

La glycine dont je parlais plus tôt sert aussi à la production de glutathion, le roi des anti-oxydants, utile pour nous protéger du cancer, du vieillissement, de l'intoxication du foie, et surtout, indispensable pour nous débarrasser des métaux lourds tels que mercure, plomb cadmium et autres produits toxiques auxquels nous sommes exposés tous les jours.

Le bouillon de la peau

Il faut préciser aussi que le bouillon d'os est une arme anti-cellulite.

Les tissus conjonctifs ont besoin de collagène pour être solides et flexibles, que ce soit sur les cuisses ou sur la peau du visage!

Les femmes qui souffrent le plus de cellulite sont celles qui ont une peau trop fine. les chinoises par exemple ont une peau particulièrement épaisse. On a l'impression qu'elles portent des collants alors qu'elles ont les jambes nues! On ne voit jamais une veine apparente sur leurs jambes, et encore moins une trace de cellulite, peu importe leur ligne. Les chinois sont un peuple qui use et abuse des bouillons d'os...

Recette d'or liquide

2 kilos d'os assortis (carcasse de poulet, os de boeuf, pied de veau etc...)

4 litres d'eau froide filtrée

1 gros oignon non pelé piqué de 4 clous de girofle

1 tête d'ail entière

1 poireau nettoyé et coupé en deux dans le sens de la longueur

4 carottes

4 branches de céleri

1 belle branche de thym ou 1 cuil à café de thym sec

1 doigt de gingembre frais

2 feuilles de laurier

Les tiges d'un bouquet de persil frais

1 cuil à café de curcuma en poudre

1 cuil à café de grains de poivre

2 cuil à café de sel marin gris

50 ml de vinaigre de cidre brut

Placez les os dans un grand fait-tout. Ajoutez le vinaigre et suffisamment d'eau pour les couvrir. Laissez tremper une heure. Ajoutez les légumes et épices, rajoutez de l'eau si besoin. Portez à ébullition sans couvrir, écumez, puis baissez le feu pour laisser mijoter à découvert 3 à 4 heures. Assurez vous que les os soient bien couverts d'eau. Ajoutez-en si besoin.

Débarrassez le bouillon de sa garniture, passez le à la passoire si besoin, et laissez le reposer dans une casserole, le temps que la graisse vienne se solidifier à la surface. Si besoin, placez le au réfrigérateur. Dès que la graisse est solide, il est très facile de l'ôter. Votre bouillon est prêt! Il se garde 4 jours au frais, et des mois au congélateur.

Vous pouvez vous en servir pour faire une soupe de légumes (à la place de l'eau), une soupe à l'oignon, aux vermicelles, ou une soupe chinoise!

Les chinois, grands consommateurs de bouillons, font des soupes extraordinaires.

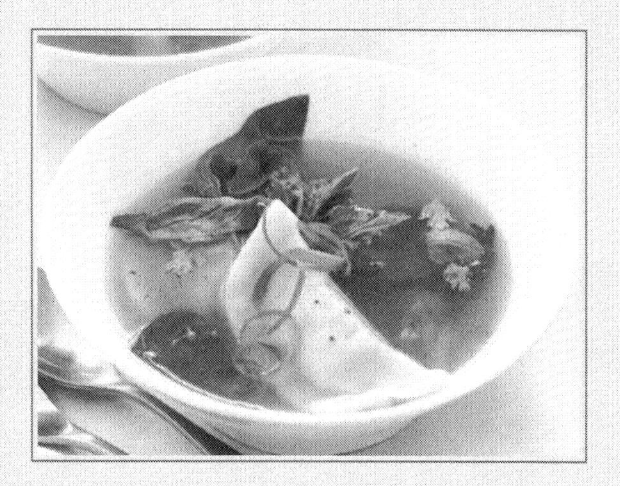

Soupe chinoise

2 litres de bouillon d'os

un doigt de gingembre pelé et coupé en julienne

1 cuil à soupe de sauce de soja

125 ml de sherry (vin de cuisine chinois)

1 cuil à café de vinaigre balsamique (ou vinaigre noir chinois)

2 cuil à café d'huile de sésame

1 cuil à café de sirop d'agave

1 pincée de sel

2 carottes épluchées et tranchées en biais

24 raviolis chinois congelés (ou faits maison)

une botte de ciboule hachée

4 poignées de pousses d'épinards

Coriandre fraiche hachée

Assemblez dans un grand fait-tout le bouillon, le gingembre, la sauce soja, le vinaigre, le sherry, le sirop et le sel. Portez à ébullition, ajoutez les carottes, puis laissez mijoter 13 minutes.

Ajoutez alors les raviolis et laissez les cuire le temps qui est précisé sur l'emballage (ou dès qu'ils remontent à la surface s'ils sont frais).

Posez des feuilles d'épinard dans des bols et versez-y le bouillon chaud, quelques raviolis, parsemez de ciboule et servez.

Note : vous pouvez remplacer les raviolis par des petits cubes de poulet ou simplement des pâte de riz chinoises.

Soupe de poulet à l'orge perlé

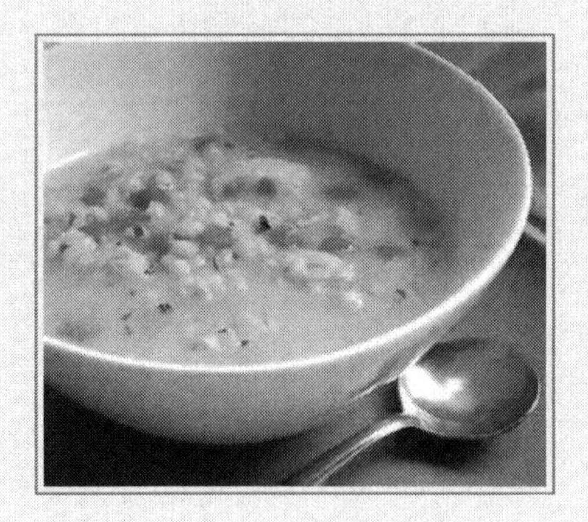

Pour 8 personnes

1 gros oignon haché

1 cuil à soupe d'huile de coco ou d'olive

2 carottes émincées

1 branche de céleri émincée

1 blanc de poulet cuit et effiloché

2 litres de bouillon de poulet

1 bol d'orge perlé

1 cuil à café de sel

Persil haché à volonté pour garnir.

Faites suer à l'huile d'olive ou de coco l'oignon haché. Ajoutez y le bouillon et tous les ingrédients. Faites mijoter 30 mn, ou jusqu'à ce que l'orge soit cuit. Parsemez de persil haché.

CHAPITRE 27

Nourrir au propre avec les pousses

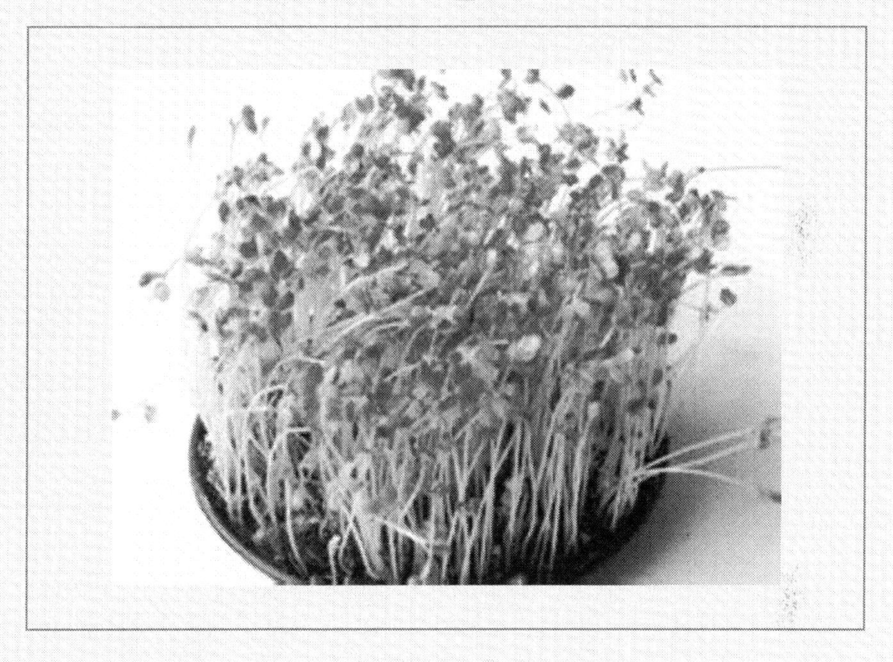

Nous avons déjà abordé plusieurs moyens de mieux nous nourrir, avec une plus grande densité nutritionnelle associée à des pouvoirs détoxifiants et régénérant.

A ajouter à la liste, il y a l'or vert : le pouvoir des pousses. Ces mini plantes offrent le plus haut niveau de nutrition à l'état naturel, disponible chez vous car vous pouvez les faire pousser vous même très facilement et pour presque rien.

Tout le monde ne peut pas faire pousser ses légumes bio...mais il est très facile de faire germer des graines et profiter de cette excellente source nutritionnelle vraiment pas chère, et ce, à n'importe quelle saison!

Sans jardin, vous avez la possibilité de faire pousser toutes vos pousses et de les consommer au fur et à mesure, sans avoir à cuisiner. En les faisant pousser vous même, vous vous fabriquez un petit jardin bio avec le minimum d'entretien.

On les mange crues, ajoutées à des salades ou dans des jus.

Il vous suffit de disposer de graines à germer, facile à trouver dans les commerce et assorties selon leurs gouts : alfalfa, radis, brocoli, fenugrec, chou de Buxelles, lentilles, tournesol, courge etc...

Qu'est ce qui rend les pousses si concentrées en nutriments?

Simplement parce que la germination est un stade de la croissance de la plante qui va lui donner sa vie, son énergie. C'est à ce moment là que la plante contient la plus grosse concentration de nutriments.

La pousse est concentrée en nutriments clés comme des anti-oxydants, et toute une série de vitamines et minéraux, inclus le potassium, le calcium, le fer, le zinc et les vitamines A, B6, B12, C, D, E et K.

Cela signifie qu'avec une petite quantité de pousses, vous profitez d'une grande quantité de nutriments et à moindre coût.

Vous n'avez besoin que d'un bocal ou d'un plateau à germer. Ils sont toujours livrés avec le mode d'emploi...vous verrez, c'est très facile.

Vous pouvez commencer avec un bocal et enchainer avec un plateau!

Les pousses de tournesol sont très facile à faire pousser, ainsi que le brocoli et les lentilles.

Le tout est de trouver un fournisseur de graines à germer, mais certains ingrédients sont disponibles un peu partout, pourvu qu'ils soient bio: les lentilles, les pois chiches, les haricots mung, les graines de courge ou de tournesol.

Certains magasins de produits naturels vous proposent des graines assorties : cresson, brocoli, radis, fenugrec ou alfalfa.
A elles seules, les graines de tournesol vous offrent 30 fois plus de nutriments qu'un légume bio, et 100 fois plus d'enzymes qu'un fruit ou qu'un légume cru.

Ces enzymes sont indispensables à la bonne absorption de tous les nutriments, même ceux des autres aliments.

Les pousses de brocoli servent à détoxifier l'organisme de nombreux polluants provenant de l'environnement, et sont une bonne alternative à des brocolis, si vous ne les aimez pas.

Voici ici un lien vers un site qui vend des graines à germer, cela vous donnera un exemple de ce que vous pouvez trouver en ligne :
http://www.leguide.com/sb/leguide/recherche/str_MotCle/Graine+germer/org/3/t/1/5030200.htm

Dans la page de sourcing, je vous donne des liens vers divers fournisseurs.

CHAPITRE 28

L'incontournable betterave

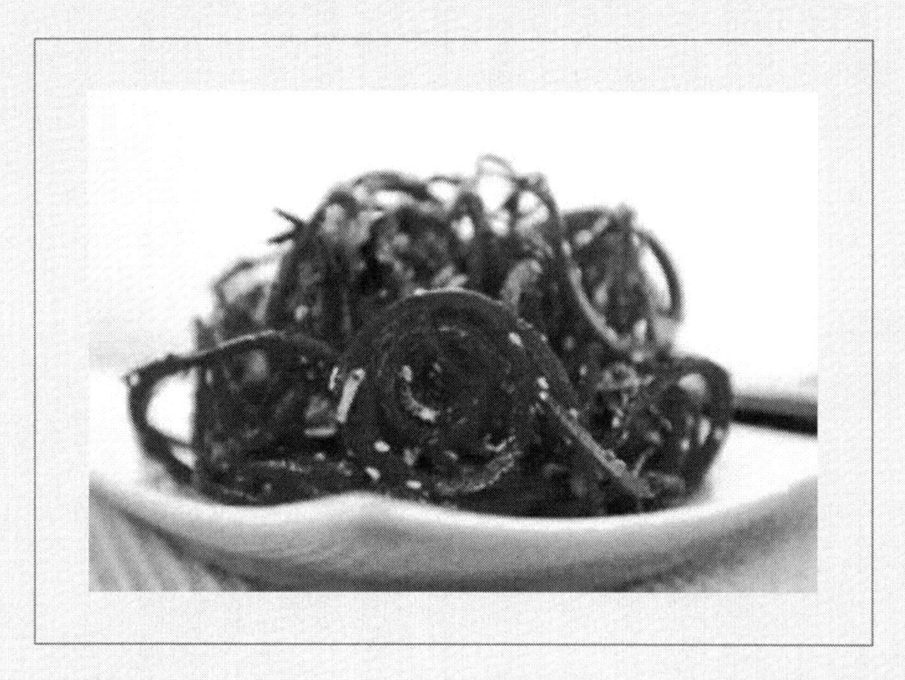

Nous l'avons vu, le foie est l'organe qui filtre le sang qui arrive depuis les intestins avant d'atteindre le reste du corps. En fait, il trie ce qu'il pense être bon du reste. Le reste, ce sont les déchets, les toxines.

La pectine est une fibre qui évacue les toxines qui ont été rejetées par le foie pour qu'elles ne soient pas réabsorbées dans l'organisme.

La bétaliaine est un pigment dote de proprieties anti-inflammatoires importantes qui vont encourager le processus de detoxification.

Les betteraves contiennent tout cela. Ce sont des legumes riches en nutriments et anti-oxydants qui vont participer à ce grand nettoyage. Donc, les betteraves sont les legumes de choix d'une detox.

IL y a de nombreuses façons d'en consommer et vous devez en avoir toujours à disposition dans votre réfrigérateur.

Voici quelques recettes pour vous donner de l'inspiration.

La salade de betterave

Épluchée, râpée, assaisonnée d'un jus de citron, d'huile d'olive, d'ail haché et de persil.

La salade mixte à la betterave

Il s'agit d'assembler : de la betterave râpée, de la pomme verte râpée (aussi de la pectine), du Kale haché, de l'avocat en tranches, des feuilles de menthe et de persil, jus de citron et huile d'olive.

Parsemer le tout de grains de tournesol germées.

Le smoothie à la betterave

Pour un demi litre

Une petite betterave pelée et coupée en dés

5 fraises ou une poire

3 dates trempées 20 mn dans l'eau

1 cuil à soupe de poudre de whey à la vanilla

¼ litre de lait d'amande

Mixez le tout dans un blender et buvez tout de suite.

Quinoa à la betterave

1 belle tasse de quinoa

1 branche de céleri

½ oignon rouge haché

3 betteraves épluchées

1 citron

1 cuil à soupe de vinaigre de cidre

3 cuil à soupe d'huile d'olive

1 goutte d'HE d'orange

Faire cuire les betteraves à l'eau bouillante 10 mn. Garder l'eau de caisson pour faire cuire le quinoa selon les instructions du paquet.

Couper les betteraves en dés.

Ajouter le celery émincé et l'oignon, puis le quinoa

Faire la vinaigrette avec citron, vinaigre, huile et HE d'orange.

Verser sur la salade et remuer.

Salade de lentilles à la betterave.

Assembler des lentilles du Puy cuite à l'eau avec des aromates, et des dés de betterave cuite à l'eau ou à la vapeur. Assaisonner au citron-huile d'olive-ail-persil.

Chips de betterave

Epluchez des betteraves et tranchez les en très fines tranches à la mandoline.

Versez les dans un grand saladier et ajoutez y de l'huile de coco, suffisamment pour bien tout enrober.

Etaler les rondelles sur une plaque allant au four à 180 degrés, et laisser cuire 15 mn, puis remuer et remettre au four 15 mn de plus. Saler.

Jus frais à la betterave anti-inflammatoire

Pour un grand verre :

5 belles carottes

1 branche de céleri

1 pomme verte

1 doigt de gingembre frais épluché

Passer le tout à la centrifugeuse et boire de suite.

Soupe anti-inflammatoire à la betterave

1 litre de bouillon d'os maison

500 g de betterave épluchée et coupée en dés

1 grosse carotte

½ oignon haché

une petite botte de persil

1 gousse d'ail

2 cuil à soupe de yaourt nature velouté

mettre tous les ingredients (sauf le yaourt) à mijoter dans une grande casserole. Cuire 30 mn à couvert.

Mixer, verser dans des bols et garnir d'un peu de yaourt et de persil.

Bownies à la betterave

250 ml de betterave râpée crue

3 cuil à soupe d'huile de coco

2 cuil à soupe de sirop d'agave

2 cuil à soupe de pépites de chocolat noir

1 cuil à café de vanilla liquid

1 cuil à soupe de cacao

2 cuil à soupe de graines de lin moulues

250 ml de flocons d'avoine

2 cuil à soupe de farine de coco

Préchauffer le four à 160 degrés.

Préparer un moule carré en silicone.

Verser les betteraves dans un mixer et les réduire en grains.

Dans une casserole, verser l'huile de coco, le sirop d'agave, les pépites de chocolat et la vanilla

Laisser fondre sur feu doux. Ajouter les flocons, le cacao, les graines de lin, la faine de coco et les betteraves et réduire le tout en purée dans le mixer.

Verser dans le moule et mettre à cuire 10 mn. Laisser complètement refroidir avant de couper et server.

CHAPITRE 29

Les huiles essentielles de la toxicité

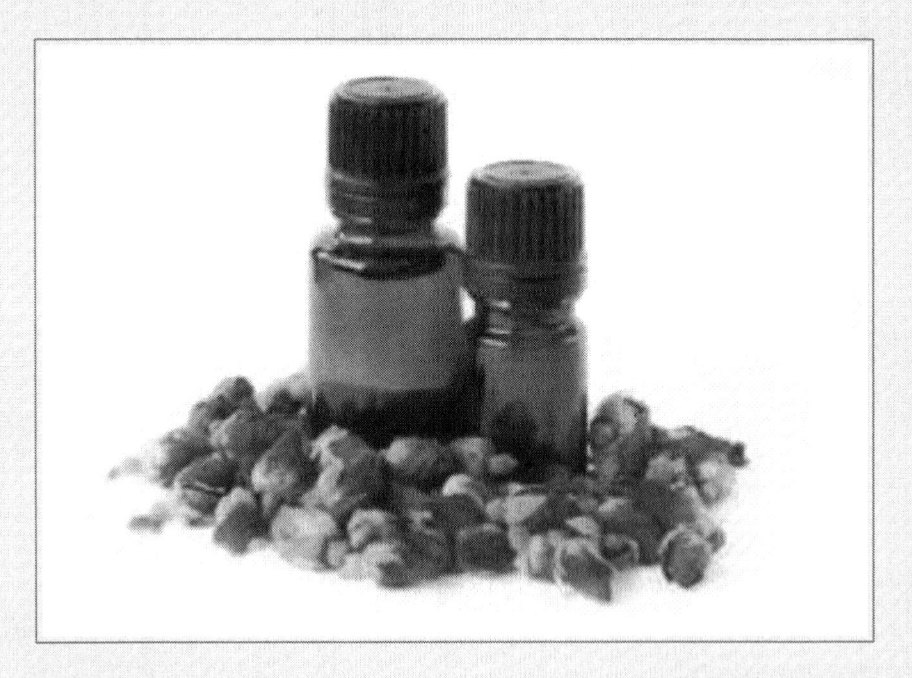

Ces lignes sont directement extraites du cours AromaPro, mon école d'aromathérapie holistique. Je vous ai épargné les détails trop techniques.

Voici pur jus, ce que vous devez savoir sur les propriétés des huiles qu'il faut utiliser pour se détoxifier.

Inflammation et toxicité sont intimement liées et dans tous vos traitements, qu'il s'adressent à un problème physique ou émotionnel, vous devez penser "détoxification" parce que c'est ce que le corps réclame.

En fait, l'inflammation est un moyen qu'utilise le corps pour éliminer les toxines qui interfèrent avec son bon fonctionnement.

Il faut aussi préciser que par nature, les huiles essentielles sont anti-toxiques, à plus ou moins grande intensité. En fait, c'est un des aspects qui les différencient tellement des médicaments.

Un médicament intoxique, une huile essentielle détoxifie.

Lorsque l'on parle de détoxification, on implique principalement les organes émonctoires, c'est à dire ceux qui facilitent le transport des matières indésirables vers l'extérieur.

Donc, les huiles essentielles dont nous allons parler maintenant, **sont principalement des diurétiques et des huiles qui soutiennent le foie.**

Mais il s'agit aujourd'hui d'huiles anti-toxiques à proprement parler, donc d'**huiles qui agissent directement contre l'accumulation des toxines**.

J'en ai rajouté trois qui ne sont pas spécialement diurétiques mais qui sont à utiliser dans vos mélanges pour les raisons suivantes :

La ciste est l'huile de l'auto-immunité, indispensable sur vous souffrez d'une maladie auto-immune

La mandarine est l'huile de la nervosité des enfants et des personnes âgées

La marjolaine est un grand sédatif du système nerveux fortement anti-fongique et qui agit aussi sur l'hypo-thyroidisme.

Cette sélection vous donne les moyens de mieux vous les mémoriser.

Certaines d'entre elles agissent directement sur certains méridiens, le sujet du chapitre qui suit. C'est indiqué lorsque c'est le cas.

Attention : huile phototoxique. Attendre un jour après l'application pour s'exposer au soleil

Analgésique, Anti-infectieuse, Antitoxique, Anti-parasitaire, Cicatrisante, Déodorante, Immuno-stimulante, Anti-dépressante, Anti-bactérienne

Soulage la colère et les frustrations, soulage les problèmes de sommeil, le manque d'énergie, les cauchemards.

Système nerveux : équilibre les émotions, rafraichi, anxiété, stress

Peau : Acné, furoncles, herpès simplex, boutons de fièvre, prurit, eczéma, plaies, varicosités, ulcères, séborrhée.

Respiration : antiseptique pulmonaire, angine, rhume, grippe, pharyngite

Immunité : cancer, zona, varicelle, malaria, fièvre jaune

Digestion : dyspepsie, colite, flatulence, perte d'appétit

Génito-urinaire, reproduction

Cystite, leucorrhée, mycose vaginale, action tonique sur l'utérus, vaginite

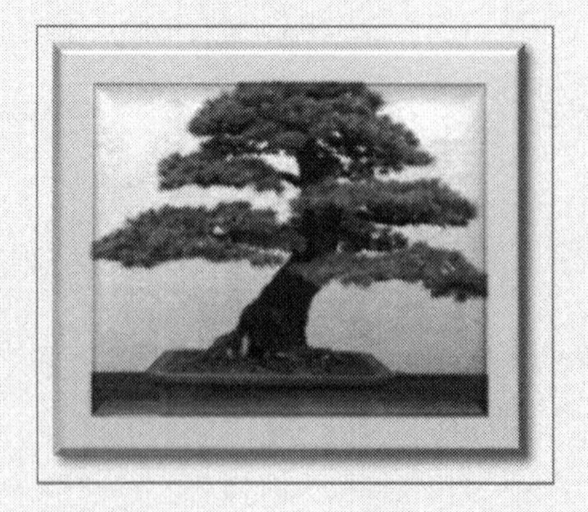

Analgésique, antimicrobien, antispasmodique, anti-bactérien, diurétique, anti-toxique, antiseptique urinaire, digestif, expectorant, immuno-stimulant, odontalgique, digestif, tonic nerveux, circulatoire, tonic cardio-vasculaire

Aphrodisiaque. Facilite les changements de la vie, anorexie, apathie, inverse l'indifférence.

Système nerveux : stimulant mental

Peau : coupures, dermatites, contusions

Système respiratoire : bronchite chronique, catarrhe, laryngite, réchauffe

Muscles et squelette : arthrite, douleurs musculaires, neuralgie, tonifie les muscles avant le sport, rigidité, foulures

Cardiovasculaire : accroit la circulation sanguine

Immunité : Stimule l'immunité, rhume, grippe, infections virales

Digestion : mal de dent, antidote aux empoisonnements par champignons et poisson, stimule l'appétit, coliques, constipation, diarrhée, flatulences, brulures d'estomac, nausée, vomissements, tonifie le colon, aide à fixer le fer.

Génito-urinaire, reproduction :

Frigidité, impotence, stimule les reins et le système urinaire, augmente la quantité d'urine, aide à la détoxification urino-génitale.

Méridien : Côlon (gros intestin)

Antitoxique, anti-allergique, détoxifiante, analgésique, dépurative, tonique cardiaque, hémostatique, cicatrisante, cholérétique, anti-dépressante

Système nerveux : dépression, insomnie, migraine, mal de tête, stress, mélancolie, tristesse, baby blues, tension nerveuse. Donne de l'amour inconditionnel ;

Peau : anti-ride, acné, zona. Excellente pour les bébés. Eczéma, herpès, infections de la peau, brulures de radiation.

Respiration : Bronchite asthmatiforme chronique, toux, rhume des foins, angine

Cardiovasculaire : palpitations, mauvaise circulation, fait baisser l'hypertension, arythmie, tonic cardiaque.

Immunité : tuberculose

Digestion : boutons de fièvre, gingivite, diarrhée, vésicule inflammée, congestion du foie, stimule la production de bile, nausée, vomissements.

Génito-urinaire, reproduction :

Infections urinaires, cystite, leucorrhée, règles irrégulières, frigidité, stérilité

Antiseptique urinaire, anti-infectieux, anti-arthritique, anti-toxique, stimulant général, diurétique, tonique cardiaque, astringent

Débarrasse des énergies négatives environnantes. Protecteur psychique

Système nerveux : anxiété, tension nerveuse, stress, jet lag, problèmes de mémoire, faiblesse

Peau : Acné, perte de cheveux, peau grasse, pores bouchés, varicosités, cellulite, eczéma suintant, ulcères, abcès, oedèmes, inflammation, dermatite, plaies.

Respiration : coryza chronique, rhinite

Muscles et squelette : rhumatismes, goute

Cardiovasculaire : hémorroïdes, nettoie le sang, tonifie le cœur, aide à éliminer l'accumulation d'acide urique

Immunité : infections

Digestion : mal de dent, retours de repas trop lourds et trop arrosés, stimule le pancréas, colites

Hormones : stimule les reins et le pancréas, bon pour les diabétiques

Génito-urinaire, reproduction

Soulage les douleurs menstruelles, la leucorrhée, les cystites

Méridien : vessie

Attention : huile phototoxique, sauf si l'huile est obtenue par distillation.

Antitoxique, antifongique, antimicrobien, antibactérien, immunostimulant, expectorant, décongestionnant, vasoconstricteur, dépuratif, astringent, insecticide.

Résout les conflits entre les pensées et l'intellect, entre l'âme et l'esprit.

Système nerveux : aide à la concentration, stimule tous les organes sensoriels.

Peau : herpès, acné, verrues, cors, équilibre la production de sébum, rééquilibre les cheveux et les ongles fragiles, stimule la pousse des cheveux, renforce les fonctions de l'épiderme, purifie et stimule les glandes, tonifie les vaisseaux sanguins, éclairci la pigmentation de la peau.

Respiration : bronchite, catarrhe, sinusite, asthme, angine.

Muscles et squelette : arthrite

Cardiovasculaire : stimule la circulation, resserre les muscles des veines, soulage des saignements de nez, fluidifie le sang (thrombose, artériosclérose, phlébite)

Immunité : Grippe, rhume, fièvre, infections contagieuses, congestions, stimule la production de globules blancs

Digestion : dyspepsie, constipation, détoxification, nettoie le foie, stimule le pancréas, équilibre l'acidité de l'estomac, stimule la sécrétion glandulaire de tout le canal alimentaire (pancréas, vésicule, estomac)

Génito-urinaire, reproduction :

Stimule le déclenchement de l'accouchement, anti-coliques néphrétiques, stimule toute sécrétion hormonale, stimule les muscles lisses.

Méridien : foie

Anti-dépressant, anti-émétique, anti-microbien, astringent, cytophylactique, décongestionnant, antifongique, anti-inflammatoire, antiseptique, antitoxique, cicatrisant, déodorant, fébrifuge, stimulant nerveux.

Sédatif à petite dose et stimulant à haute dose. Enracinant. Aphrodisiaque, anxiolytique.

Système nerveux : épuisement nerveux, léthargie, problèmes liés au stress.

Peau : Dermatite allergique ou inflammatoire, acné, pied d'athlète, tous problèmes de peau, rétention d'eau, facilite la cicatrisation, anti-ride, régénérateur cellulaire, eczéma, pellicules, parasitose.

Respiration : asthme, ralenti la respiration.

Cardiovasculaire : hémorroïdes externes, varicosités.

Digestion : colite infectieuse

Genito-urinaire, reproduction

Impotence, frigidité

Attention : très légèrement phototoxique.

Méridien : rate

Antiseptique urinaire, antiseptique pulmonaire, anti-séborrhéique, aphrodisiaque, astringent, diurétique, émollient, expectorant, antifongique, insecticide, fortement mucolytique, lipolytique, sédative, tonique lymphatique.

A utiliser pour dissoudre la colère, la peur, apporter de l'indépendance, soulager l'anxiété, apporte de l'équilibre et du contrôle dans la vie.

C'est l'huile des toux productives, de l'asthme.

Système nerveux : sédatif, tension nerveuse

Peau : peau et cheveux gras, acné, infections fongiques, dermatite chronique, pellicules, perte de cheveux, cellulite

Respiration : asthme (avec citron), infections et congestion, bronchite et toux chronique, sèche l'excès de mucus, assaini l'atmosphère

Muscles et squelette : rhumatisme, arthrite

Cardiovasculaire : stimule la circulation lymphatique

Immunité : stimule l'immunité

Méridien : poumon et rein

Anti-coagulante, Antispasmodique, Carminative, Fébrifuge, Tonic digestif, Sédatif du système nerveux central, Antitoxique, Bactéricide, Hépatique, Aphrodisiaque, Dégoûte de l'alcool.

Donne un sentiment d'équilibre.

Système nerveux : fatigue, épuisement, migraines, anxiété, tension nerveuse, insomnie, tous les problèmes liés au stress

Peau : peau inflammée, congestionnée et irritée, psoriasis, infections fongiques

Respiration : bronchite chronique, pleurésie, toux, asthme nerveux, souffle court

Muscles et squelette : arthrite

Cardiovasculaire : stimule la circulation, fluidifie le sang, nettoie l'accumulation d'acide urique, stimule la formation de globules blancs.

Immunité : fièvre, grippe, détoxifie le foie après la prise de médicaments, après une maladie contagieuse.

Digestion : Anémie, anorexie (stimule l'appétit), flatulences, indigestion, nausées, gonflements, coliques, tonique du foie et de la rate, favorise la production de pepsine et d'acide chlorhydrique.

Génito-urinaire, reproduction : Oedème, goute, antiseptique urinaire, cystite, régule les règles, facilite le retour de couche.

Méridien : intestin grêle

CISTE LADANIFÈRE - CISTUS LADANIFERUS

Anti-infectieuse, anti-virale, immuno-régulatrice, anti-bactérienne, antihémorragique puissante, cicatrisante, neurotonique, régule le parasympathique.

Indiquée pour soutenir une immunité équilibrée, en cas de :

Maladies auto-immunes, infections virales, maladies infantiles (varicelle, rougeole, scarlatine, coqueluche), rectocolite hémorragique, polyarthrite rhumatoïde, sclérose en plaque, hémorragie, dystonie neurovégétative.

MANDARINE - CITRUS RETICULATA

Antiseptique, diurétique, relaxante, stimule la lymphe, tonique digestive, équilibre le système nerveux sympathique, antispasmodique, légèrement laxative, sédative.

Indiquée pour corriger les manifestations provenant d'un déséquilibre du système nerveux tells que: tension, insomnie nerveuse, agitation nervosité, hyper sensibilité, indigestion, dyspepsie, aérophagie, gastrite, constipation.

MARJOLAINE - ORIGANUM MAJORANA

Analgésique, antiépileptique, antispasmodique, anti-infectieuse, antibactérienne, expectorante, hypotensive, neurotonique, tranquillisante, antiseptique, antifongique, sédative du SNC.

Indiquée pour équilibrer le système nerveux en cas de : blocages du système nerveux central, neuralgie, hyperactivité, hystérie, migraine.

Indiquée pour soigner les voies respiratoires en cas de : toux, toux spasmodiques, asthme juvénile, asthme nerveux, bronchite, rhinite, détresse respiratoire, infections respiratoires.

Vous pouvez utiliser ces huiles de façon indépendante, séparément, ou les associer entre elles pour créer une synergie.

Voici quelques exemples de mélanges qui agissent sur les méridiens.

Ce sont des mélanges pour applications locales, sur les avant-bras, les pieds ou le ventre, matin et soir. Utilisez une bonne cuillerée à café du mélange sur chaque bras et une autre sur la poitrine.

Sur 10 ml d'huile de base (amande, macadamia, onagre), pour adulte (consultez les règles de dilution pour les enfants)

3 gouttes bergamote

2 gouttes poivre (colon)

3 gouttes citron (foie)

2 gouttes patchouli (rate)

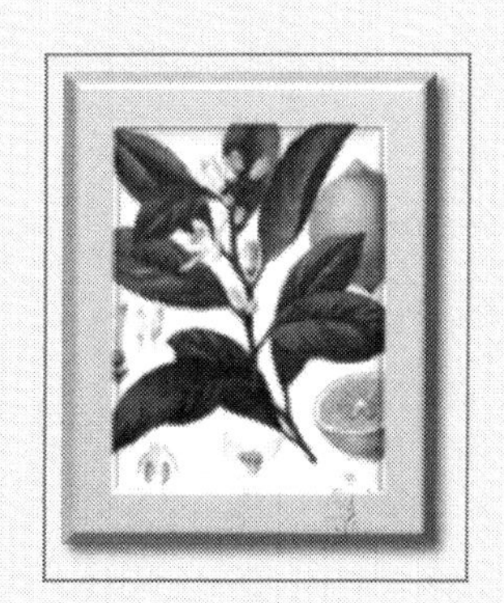

3 gouttes citron (foie)

3 gouttes genièvre (vessie)

2 gouttes poivre (colon)

2 gouttes patchouli (rate)

3 gouttes bergamote

1 goutte rose

4 gouttes cèdre de l'atlas (poumon)

2 gouttes d'angélique (intestin grêle)

Mélange pour le matin, qui soutient l'immunité, met de bonne humeur et donne du ressort. Sur 10 ml d'huile de base (mélange local pour adulte). A appliquer sur les avant-bras et la poitrine.

3 gouttes bergamote

2 gouttes rose

3 gouttes patchouli

2 gouttes citron

Mélange du soir, régulateur d'immunité et sédatif

3 gouttes angélique

3 gouttes mandarine

2 gouttes marjolaine

2 gouttes ciste ladanifère

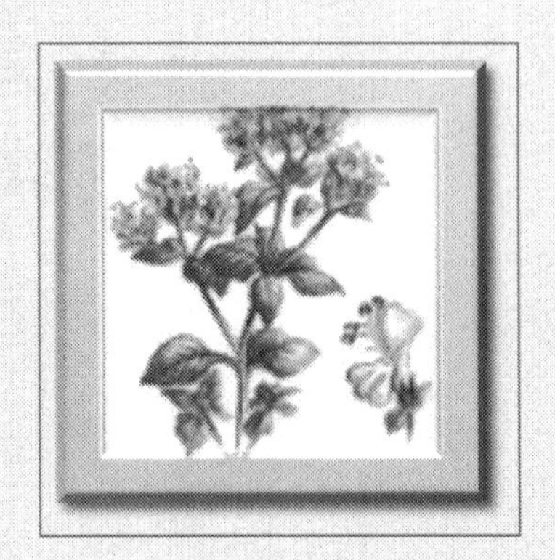

Je vous rappelle les règles de dilution afin que vous puissiez faire vos mélanges vous même :

Pour une **application locale,** une crème pour le visage par exemple, un massage du dos ou des pieds, **sur un adulte**, le ratio est de 5%, c'est à dire, 5 gouttes d'HE dans 5ml de base.

• Dans le cas d'une personne souffrant de cancer, il faut utiliser le ratio le plus bas, celui des bébés.

• Ratio HE-base pour **application locale pour les bébés** : 1%, c'est à dire, 1 goutte d'HE dans 5 ml de base.

• Ratio HE-base pour **application locale pour les enfants de 3 à 10 ans** : 3%, c'est à dire 3 gouttes dans 5ml de base.

• Ratio HE-base pour un **massage intégral pour adulte** : 2.5%, soit 10 gouttes d'HE dans 20 ml de base

• Ratio HE-base pour un **massage intégral pour enfant de 3 à 10 ans** : 2%, soit 4 gouttes d'HE dans 10 ml de base.

Vous trouverez tous les détails sur les huiles de base dans le chapitre 2 : Quelques mots sur l'aromathérapie

CHAPITRE 30

Identifiez les méridiens déséquilibrés

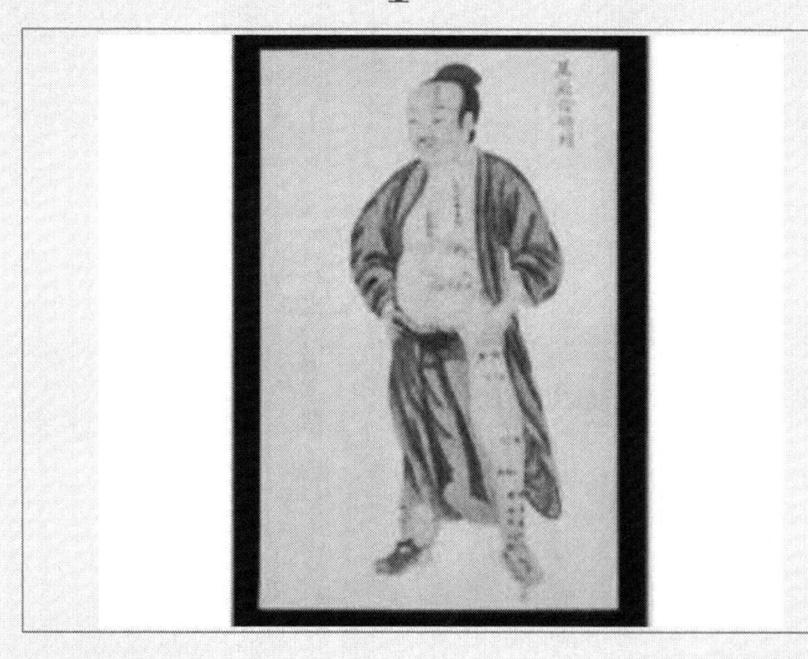

Si vous avez déjà appris la médecine chinoise, ces fiches peuvent vous interloquer, vous faire réagir, parce que très synthétiques mais pourtant, très précises.

Chaque huile essentielle dispose d'une fréquence vibrationnelle, d'une énergie dont elle va faire profiter les organes qu'elle va traverser grâce à son transport dans la circulation sanguine. Cette énergie, alliée aux multiples actions dépuratives, anti-inflammatoires, anti-toxiques et régénérantes des huiles essentielles, agit sur le fonctionnement des organes.

Des points névralgiques sont répartis sur des voies de circulation d'énergie, les méridiens. On stimule ces points pour relâcher l'énergie bloquée, la stimuler, la disperser selon les besoins grâce à l'acupuncture, l'acupression, le shatsiu et autres techniques qui impliquent ces points.

En effet, lorsque cette énergie ne circule pas librement, elle provoque des déséquilibre physique et émotionnels. Or, les huiles essentielles agissent sur cette circulation énergétique.

Je vous ai rassemblé ici des extraits issus de mon manuel d'aromathérapie holistique, l'Essentiel de l'Equilibre, de façon à ce que vous puissiez identifier vos problèmes énergétiques et choisir correctement les mélanges d'huiles essentielles qui complèteront votre choix de détox ou qui vous suivront dans vos efforts quotidiens.

J'ai limité ces informations aux méridiens du rein, du foie, du colon, des poumons, de la rate, de l'intestin grêle et de la vessie.

Si vous souhaitez l'intégralité de ces informations, consultez simplement l'Essentiel de l'Equilibre.

Une fois que vous vous êtes reconnu(e) dans l'une ou plusieurs de ces descriptions, reportez vous au chapitre des huiles essentielles anti-toxicité pour y trouver un ou des mélanges anti-toxiques qui vous correspondent.

Ce sont des mélanges à masser sur votre ventre, ou à confier à un praticien Shiatsu ou de médecine chinoise qui pourra vous les appliquer sur les méridiens.

Méridien du rein

Symptômes caractéristiques d'un déséquilibre rein :

Des problèmes de peau, de l'œdème facial, des cheveux mous et secs

Des cernes noirs sous les yeux

Un manque d'énergie

Des mains et pieds qui transpirent

La peur du noir

Des douleurs dans le bas du dos, les jambes, les pieds qui brulent,

Une attirance pour le sel

De l'anxiété, dépression, hypersensibilité

Un sentiment d'insécurité, de la peur, de l'appréhension

Une tendance à se mettre à l'écart, à manquer de volonté

Une peur de l'échec, de la superstition, du narcissisme

Une tendance à se plaindre, à se sentir surmené(e).

Huile essentielle : cèdre de l'atlas

Méridien de la vessie

Symptômes caractéristiques d'un déséquilibre vessie :

Infections de la vessie, cystites, rétention d'urine, énurésie

Problèmes de prostate

Tension musculaire du dos, des muscles fessiers, de l'arrière des cuisses

Sciatique

Vous êtes souvent au bord des larmes, hypersensible

Epuisé(e), impatient(e), frustré(e),

Excessivement prudent(e),

Explosez en crises de nerf

Souffrez d'émotions toxiques, de dépression profonde,

Manquez de jugement pour agir à bon escient

Huile essentielle : le genièvre

Méridien du foie

Symptômes qui caractérisent un déséquilibre foie :

Règles douloureuses et irrégulières, fibromes utérins, cellulite

Langue chargée, mauvaise haleine, constipation, maux de tête,

Hépatite, hémorroïdes, goutte, varices,

Gonflement des jambes et de l'abdomen, coagulation excessive

Irritabilité, colère, émotionnellement toxique, sur la défensive

Rigidité, manque d'organisation, incapacité à planifier

Facilement stressé(e), besoin excessif de contrôler, frustré(e)

Impatient(e), inflexible, manque de vision du future.

Huile essentielle : le citron

Méridien de l'intestin grêle

Symptômes qui caractérisent un déséquilibre intestin grêle :

Inflammation de l'articulation de l'épaule (capsulite)

Indigestion, gonflement abdominal, constipation

Tension pré-menstruelle, cernes noirs, diarrhée,

Langue chargée, herpès, aphtes

Boutons sur le haut des joues

Nervosité, confusion mentale, irritabilité

Tristesse, manque de discernement, mauvais jugement,

Pensées et sentiments rentrés

Implication excessive, impatience, confusion mentale

Huile essentielle : l'angélique racine

Méridien de la rate

Symptômes qui caractérisent un déséquilibre rate :

Transpiration excessive des mains, pieds etc…

Allergies alimentaires, sensibilité au gluten, aux levures vivantes

Envies compulsives de sucre, mauvaise digestion du gras, obésité

Problèmes de cicatrisation, diabètes, sommeil agité

Mauvais drainage lymphatique, mauvaise circulation, fatigue

Dépression, vit dans un monde irréel, dans un rêve

Manque de sens de l'humour, cynique, se sent rejeté(e)

Cache ses sentiments, instable, irresponsable, égocentrique

A du mal à se concentrer, anxieux, se prend pour un(e) martyr

Huile essentielle : le patchouli

Le méridien des poumons

Symptômes qui caractérisent un déséquilibre poumon :

Teint très pâle, peau sèche, mauvaise haleine

Sinusite, toux chronique, excès de mucus, asthme

Souffle court pendant l'exercice, pouls rapide

Pensées négatives, tristesse, procrastination, apathie

Mauvaise écoute, parole incessante, manque de self contrôle

Dépression, regrets, intolérance, ennui, manque de pouvoir

Huile essentielle : le cèdre de l'atlas

Le méridien du colon

Symptômes qui caractérisent un déséquilibre colon :

Peau sèche, cellulite, langue brulante

Mauvaise haleine, caries dentaires, herpès

Constipation, diarrhée, selles nauséabondes,

Hémorroïdes, odeurs corporelles, parasites intestinaux

Douleurs du bas du dos, congestion du foie et des reins

Arthrite, crampes nocturnes, saignements de nez

Regrets, incapacité à lâcher prise, pessimisme, négation

Dépression, vulnérabilité, constriction, mauvaise image de soi

Rétention émotionnelle, mélancolie, perfectionnisme.

Huile essentielle : le poivre noir

CHAPITRE 31

Nettoyer en profondeur

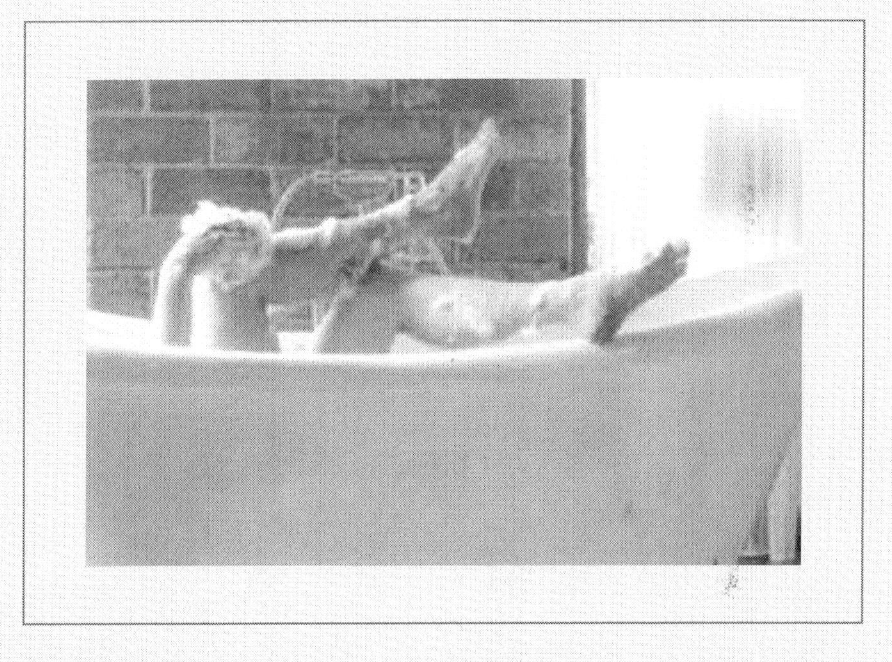

Nous voici arrivé au moment de mettre en pratique ces presque 200 pages de recettes et techniques.

Je vous propose divers plans d'action. A vous de les personnaliser, et surtout, d'en respecter les règles. Ne tentez pas les raccourcis, ils ne mènent nulle part.

Si vous n'avez qu'une semaine pour agir (de préférence durant les vacances)

Je vais vous proposer diverses options de détoxification sur une semaine, qu'il est possible de reconduire sur deux ou trois semaines si vous voulez.

Dans tous les cas, vous devez vous préparer :

Décidez d'une date et d'une semaine et donnez vous environ deux mois pour vous préparer.

Donc, à J-2 mois :

Commencez pas bien étudier tous les principes dont je vous parle plus haut dans le livre.

Procurez vous du matériel indispensable :

blender ou mixer

centrifugeuse,

yaourtière,

poche à lavement,

matériel à hydrothérapie,

cuit-vapeur,

germoir,

diffuseur d'huiles essentielles,

huiles essentielles pour la cuisine,

huiles de base,

flacons pour mélanges équilibrants (au moins 4),

pots à crème pour le visage

tube à déodorant

des DVD de yoga, tai chi, méditation, pilates etc...

Mettez des choses en route

Faites un test de sensibilités, allergies, intolérances alimentaires (http://www.intolsante.com/)

Faites un test minéral de cheveux (si vous soupçonnez une intoxication aux métaux lourds)

Identifiez vos méridiens en souffrance (chapitre 30)

Identifiez les huiles essentielles dont vous avez besoin pour les rééquilibrer

(chapitre 29 et 30)

Préparez votre cuisine (à partir du chapitre 23)

Mettez des graines à germer (chapitre 27)

Procurez vous des suppléments (à la fin de ce chapitre)

Faites vous des suppositoires (à la fin de ce chapitre)

Entrainez-vous à pratiquer l'exercice de respiration du chapitre 24

Maintenant, choisissez votre détox.

Une semaine avant la date, efforcez vous de vous faire 2 ou 3 lavements intestinaux et ayez tous votre matériel de prêt.

La cure de jus crus

Vous trouverez la cure de jus, inclus tous les détails pour vous y mettre, ainsi que les recettes de jus, dans le chapitre 32.

Accompagnez-la d'huiles essentielles en massage (que vous avez déjà identifiées)

Pratiquez les exercices de respiration pour faire apparaitre les émotions positives (chapitre 24)

Pratiquez des lavements intestinaux journaliers ou, mieux, l'hydrothérapie tous les jours (chapitre 10)

Pourquoi choisir cette détox?

Elle est incontournable pour remettre son immunité et son système digestif au beau fix.

En cas de maladie auto-immune impliquant le système digestif comme la **maladie de Crohn, le colon irritable, la colite ulcérative, la rectocolite hémorragique, mais aussi en cas de constipation chronique et d'irruptions, de problèmes de peau**, cette détox procure un soulagement très rapide de l'inflammation interne et des symptômes.

Dans tous les cas, cela reste la meilleure façon de perdre quelques kilos de toxines et de lancer un processus de régénération d'un intestin perméable.

La semaine de détox du foie

C'est une détox que je donne dans mon article sur l'aromathérapie du foie.

Je sais qu'elle en effraie plus d'un...Lancez-vous, ça vaut la peine, surtout si vous vous massez aussi avec **un mélange d'huiles qui soutiennent le foie.**

Vous trouverez la détox et les mélanges d'huiles dans le chapitre 25.

Pourquoi choisir cette détox?

C'est un bon préliminaire si vous n'avez jamais fait ce genre de restrictions alimentaires et si vous souffrez du système digestif en général.

C'est à mon avis la détox la plus facile à suivre et à gérer.

Comme toutes les détox, elle nettoie le sang, mais celle-ci s'attaque surtout au foie, donc elle est surtout indiquée pour ceux et celles qui souffrent de colère, de frustration, de saute d'humeur incontrôlable, de problèmes hormonaux (règles douloureuses) et évidemment, de problèmes de peau (acné, prurit, eczéma, psoriasis)

.

Si vous avez deux semaines pour agir

(aussi pendant des vacances)

- Une semaine de jus,
- puis une semaine de détox du foie

avec des lavements intestinaux quotidiens

ou

- Deux semaines de jus avec lavements intestinaux quotidiens

Dans tous les cas, tenez bon, passez le cap des 4 jours.

Avec les huiles essentielles, la méditation et les lavements, vous avez ce qu'il faut pour tenir et aller jusqu'au bout.

Rassemblez vos ingrédients de détox au quotidien

Vos huiles essentielles pour la cuisine

Vos ingrédients à produits de beauté naturels (téléchargez ce livre : http://www.clubequilibrenaturel.com/media/produits-aromatiques.pdf)

Choisissez vos recettes et ingrédients à base de betterave

Choisissez et mettez à germer des graines

Procurez vous des ingrédients naturels de base :

- vinaigre blanc,
- sels d'epsom,
- bicarbonate de soude,
- huile de ricin,
- gel d'aloé,
- huile de coco,
- huile d'amande douce,
- beurre de cacao,
- bentonite,
- thé vert bio.

Les petits plus de la détox

• **Les suppositoires assainissants** qui régénèrent la flore, à utiliser avant de se coucher.

Il vous faut :
50 ml d'huile de coco
50 ml de beurre de cacao
25 gouttes d'HE d'arbre à thé
25 gouttes d'HE d'origanum majorana
25 gouttes d'HE d'ocimum basilicum

Mettez l'huile et le beurre de cacao dans un petit sac en plastic du type ziplock, à fondre doucement dans de l'eau chaude.
Ajoutez-y vos huiles essentielles, fermez le sac et posez le bien droit sur la tranche au froid. Vous n'aurez plus qu'à récupérer une petite saucisse blanche au fond du sac, puis vous pourrez en détailler des tronçons qui serviront de suppositoires.

• **Les mélanges d'huiles essentielles** à masser sur le ventre

Dans le chapitre 29, je vous donne une liste d'huiles essentielles anti-toxicité ainsi que quelques mélanges tous faits à masser sur le ventre matin et soir.
Dans le chapitre 30, je vous donne des informations qui vous permettent d'identifier vos grands déséquilibres et les huiles essentielles à préférer pour vous équilibrer.

• **Les compléments alimentaires à prendre durant la détox**

Le jus Tahitian Noni : 30 ml deux fois par jour à jeun, suivi de beaucoup d'eau, pendant les deux premiers jours
puis 60 ml deux fois par jour, suivi de beaucoup d'eau.

C'est un jus que vous pouvez prendre à raison de 60 ml toutes les heures pendant une détox pour soulager les symptômes de die-off de la candidose par exemple, les nausées, les douleurs abdominales, les maux de tête, les émotions toxiques.

Les 153 nutriments de ce jus vous évitent de vous faire mal à l'estomac avec des vitamines en comprimés. Il est anti-inflammatoire, anti-toxique, analgésique, antifongique et extrêmement reminéralisant.

Des gélules de chlorella : A chaque repas suivant la posologie
Cette algue est une aide puissante pour se détoxifier des métaux lourds et autres pesticides. De nombreuses recherches montrent que la chlorella peut aider la corps à décomposer des toxines telles que le mercure, le cadmium et le plomb, tout en renforçant le système immunitaire. C'est pourquoi on l'utilise dans la prévention du cancer, les ulcères, les colites, la maladie de Crohn et la diverticulose.

Des gélules de vitamine C 500 mg : A chaque repas. Anti-inflammatoire.

Du bouillon d'os : c'est du collagène et des minéraux. De quoi vous réparer les intestins et remonter votre immunité. Suivez la recette que je vous donne au chapitre 26 et consommez en tous les jours.

La poudre de psyllium : c'est un laxatif naturel qui se mélange à de l'eau avant d'être avalé de suite. On le prend en général trois fois par jour durant une détox pour faciliter l'évacuation des matières installées depuis longtemps dans le colon.
Suivez la posologie du produit que vous achetez.

Votre programme de détox personnel

Vos huiles essentielles

Votre liste de course

CHAPITRE 32

Vivez le miracle de la cure de jus

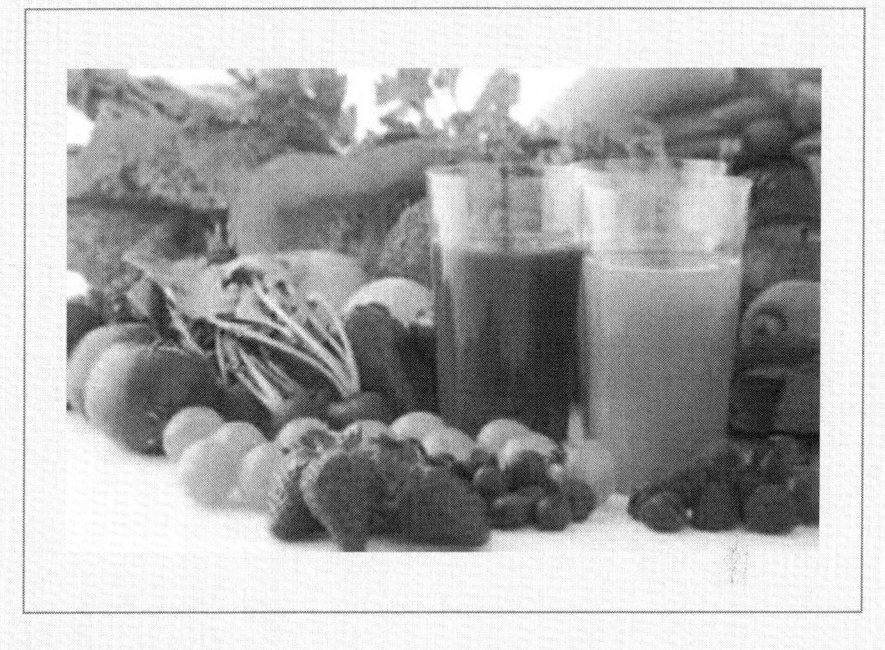

Nous l'avons vu : souffrir d'une maladie auto-immune se généralise de plus en plus.

Les déséquilibres de l'immunité vont bientôt devenir aussi communs qu'attraper un rhume!

Sauf qu'un rhume ne dure que quelques jours.

Les maladies auto-immunes, elles, font le Bonheur de l'industrie pharmaceutique car aucun médicament ne peut en venir à bout. Et pourtant, quoi de plus simple qu'un jus!

Tout comme un ordinateur qu'il faut parfois éteindre puis rallumer pour qu'il se remette à fonctionner correctement, le corps à cette capacité de se remettre sur les rails, à condition qu'on l'y aide.

Bien sur, il s'agit de nettoyage interne, de détoxification, de discipline alimentaire, de changement de vie. Il faut se fabriquer un nouveau départ, grâce à un corps tout neuf.

Pour certains, ceux qui se sont fait une identité de leur maladie, le jeu n'en vaut pas la chandelle. Pour d'autres, cette rééducation est à portée de main, je dirais plutôt, à portée de bouche..

Il existe sans doute de nombreuses façons de remettre le compteur de notre immunité à zéro et ainsi lui donner une seconde chance.

Pour moi, la plus simple et la plus efficace reste la cure de jus.

Les jus détoxifient et renourissent. C'est tout ce dont le corps à besoin pour se remettre à fonctionner. Un nettoyage et du carburant.

Les témoignages abondent, de personnes qui étaient malades et condamnées à prendre des médicaments à vie. En un ou deux mois, leur vie a changé. Vous pouvez en faire autant.

J'ai plusieurs livres sur le sujet. Plusieurs approches offrant différents programmes, plus ou moins longs, plus ou moins exigeants.

Je vais vous restituer la substantifique moelle de ce que j'ai trouvé le plus intéressant et surtout, faisable. Je suis en train d'essayer de mon coté...donc, je test pour vous et vais ainsi pouvoir y ajouter ma propre expérience. La seule différence viendra peut être du fait que je pratique les jus depuis un certain nombre d'années et que j'ai déjà un mode d'alimentation qui ne ressemble plus à celui de la majorité. Et puis surtout, je ne suis pas malade (pas à ma connaissance...).

Le programme dont je vais m'inspirer ici est celui d'un Australien, Joe Cross. Il a s'est débarrassé de sa maladie auto-immune en moins de 60 jours, durant lesquels il n'a fait que boire des jus de fruits et de légumes.

Il y a quelques règles à respecter pour réussir, avant, pendant et après, et je vais vous les dévoiler ici.

Avant de commencer

Se mettre aux jus, ça se prépare.

Commencez par avoir un extracteur ou une centrifugeuse suffisamment puissants pour que ça ne vous prennent pas des heures de faire vos jus.

J'ai eu un peu de tout pour faire mes jus, et mon appareil favori reste la centrifugeuse Bréville, puissante, très facile d'entretient, et surtout, hyper efficace. Pas besoin de couper mes fruits et légumes en petits morceaux...les pommes peuvent rester entières pour passer dans le goulot.

Bref, faire un jus dans cette machine, c'est du gâteau (enfin, vous voyez ce que je veux dire).

Mais il en existe beaucoup sur le marché, alors ne vous privez pas de faire un peu de recherche en ligne.

Une cure de jus, ça fait beaucoup de jus.

Bien sur, vous pouvez aussi choisir la version « soft », à savoir, ne consommer que des aliments issus de plantes, inclus, beaucoup de jus.

Alors, avant de commencer pour de bon, habituez vous à commencer chaque repas par un jus. Cela vous donnera l'habitude d'en préparer, vous permettra de tester ce que vous aimez, d'évaluer les quantités de fruits et légumes dont vous aurez besoin tous les jours etc...

Et puis, il se peut que vous ayez besoin d'habituer vos papilles à ce type d'aliment. Si vous ne vivez qu'avec du pain, des pâtes et des patates, les jus risquent d'avoir du mal à passer. Il va falloir vous y habituer tout doucement.

Si vous prenez des médicaments, prévoyez de vous faire suivre par un médecin régulièrement, et faites contrôler votre sang. D'ailleurs, si vous faites votre cure de jus sur plus de deux semaines, vous devez vous faire suivre pour revoir votre prise de médicaments (à la baisse). Donc, faites un test sanguin avant de vous y mettre.

Deux semaines avant de commencer, faites un peu de ménage :

Eliminez tous les produits raffinés comme le sucre, la farine, le riz blancs, les produits industriels, les fast-foods, la charcuterie, la friture et l'alcool de votre alimentation.

Remplacez les par des aliments entiers, des oléagineux, des salades, soupes, smoothies etc…

Entrainez vous à utiliser votre centrifugeuse, jouez à vous faire des jus, le matin par exemple.

Et puis, donnez-vous une date : décidez que vous allez commencer votre détox à un jour fixe, pendant une durée déterminée (d'au moins une semaine).

Alors surtout ne faites pas la bêtise que beaucoup font : vous gaver de cochonneries la veille de votre détox. Donc, pas de dernier plateau de fromage et vin, pas de cocktails, de profiteroles au chocolat…Vous réduiriez à zéro tous vos efforts de transition. C'est le meilleur moyen d'avoir le plus d'effets secondaires de détox, à savoir, les maux de tête, les douleurs diverses, la mauvaise humeur, bref, tout ce que vous cherchez à éviter grâce à la transition.

Donc, **préparez vos deux semaines de transition,** prévoyez de commencer votre détox à une période éloignée de tout événement qui réclame un rassemblement autour d'une table, et **prévoyez de tenir au moins une semaine.**

Pourquoi une semaine ? Pour y prendre plaisir.

En effet, les trois premiers jours sont les plus difficiles : c'est durant cette période que vous risquez d'avoir des envies et tout de même, quelques signes de détoxification incluant de la fatigue.

Mais au bout de trois jours, votre énergie remonte, le bien être apparaît, vous commencez enfin à en profiter. Ca serait dommage de vous arrêter là…

Pour vous aider :

Tenez un journal. Prenez vos mesures, si vous voulez, pesez-vous. Prenez une photo de vous aussi…

Tous les jours, décrivez vos sensations, vos découvertes, vos difficultés.

Dédiez une page à chaque jour en les inscrivant en en-tête à l'avance.

De cette façon votre but est matérialisé.

Prévoyez une ou deux séances d'hydrothérapie durant votre détox, un ou deux massages, un sauna, et préparez vous à l'avance quelques huiles essentielles de soutien émotionnel. Parce que vous risquez d'en avoir besoin…

Toute détox physique s'accompagne d'une détox émotionnelle : des idées noires, des événements que vous avez refoulés, tenté d'oublier, une colère non exprimée, du ressentiment etc…

Prévoyez une huile qui agit fortement sur le système nerveux central et votre degré d'acceptation des événement : la marjolaine (origanum majorama).

Vous pouvez simplement la diffuser là où vous vivez, ou (c'est mieux), vous l'appliquer régulièrement sur la poitrine en massage (diluée bien entendu), sur le ventre, où vous voulez…Je donne tous les détails sur cette huile essentielle dans l'Essentiel de l'Equilibre.

Prévenez votre entourage : vous devez gagner leur coopération !

Soyez ferme. Que tout le monde sache que ça n'est pas le moment de vous inviter pour un café ou un apéro.

Vous allez vous détoxifier, et ils devraient tous en faire autant. Il y a simplement ceux qui ont le courage de s'y mettre, et les autres…

Pensez à votre but : maigrir, ne plus avoir de problèmes de peau, vous débarrasser de vos migraines, maux de têtes, douleurs de ventre, d'articulation, de problèmes que vous subissez depuis des années…

Ne subissez plus. Changez.

Sélectionnez votre type de détox : jus seulement, ou jus plus légumes et fruits entiers.

Dans un cas vous ne faites que boire, dans l'autre vous mangez.

Les deux cas donne de très bons résultats…

Pourquoi choisir les jus ?

iI faut que vous compreniez une chose : plus vous consommez vos aliments sous forme de jus, plus vous donnez de nutriments à votre corps.

Vous auriez du mal à manger tous les fruits et légumes qui servent à faire vos jus !

Alors qu'une fois débarrassés de leur cellulose et sous forme liquides, tous ces fruits et légumes sont directement assimilables par vos cellules !

Aucun effort de digestion. Votre estomac est enfin au repos.

Tout votre système digestif est au repos, et votre organisme reçoit alors d'énormes quantités de nutriments, bien plus que ce que vous avez pu lui donner jusqu'alors.

Tous ces nutriments liquides deviennent des véhicules à nutriments dans un sens, et des véhicules à toxines dans l'autre.

Rien ne peut être stocké dans vos intestins.

Votre immunité n'a rien à combattre. **Vos cellules nourries se remettent à bien fonctionner, à se régénérer.**

Pas besoin de penser à des menus, pas de temps passé à cuisiner, nettoyer etc…

Vous faites vos jus, vous en prévoyez pour plusieurs prises, vous en gardez au réfrigérateur, vous vous libérez la tête !

Au bout de trois jours vous ne ressentez plus de faim, d'envie de solide. Vous entrez dans une phase de bien être. Si vous vous contentez de jus pendant une semaine à 10 jours, vous risquez de perdre 3 à 5 kilos.

Si vous n'avez pas envie de mincir mais avez que vous devez éliminer des toxines, choisissez la détox mixte : jus et plats.

Vous aurez beaucoup moins de symptômes de détoxification qu'avec le plan jus.

La veille du jour J : arrêtez de prendre vos suppléments et éventuels médicaments (vous en aurez parlé à votre médecin)

Faites des provisions en fruits et légumes selon les jus que vous aurez choisi de faire. N'essayez pas de stocker pour plus de 3 jours, vous n'auriez pas assez de place dans votre frigo et vous ne voulez pas consommer des produits flétris.

Les règles du jus.

Si vous choisissez la formule jus, vous devez veiller à varier vos jus. Vous devez prévoir des jus de différentes couleurs : rouge, jaune, vert, et vous assurer que vous buvez un assortiment de couleur tous les jours.

Voici quelques exemples grâce quelques suggestions :

Jus rouge :

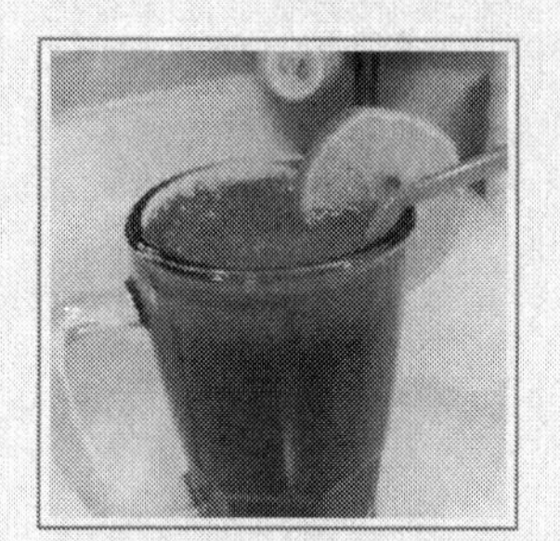

4 petites betteraves

4 carottes

6 branches de céleri

1 pomme verte

1 poignée de basilic frais

Jus orange :

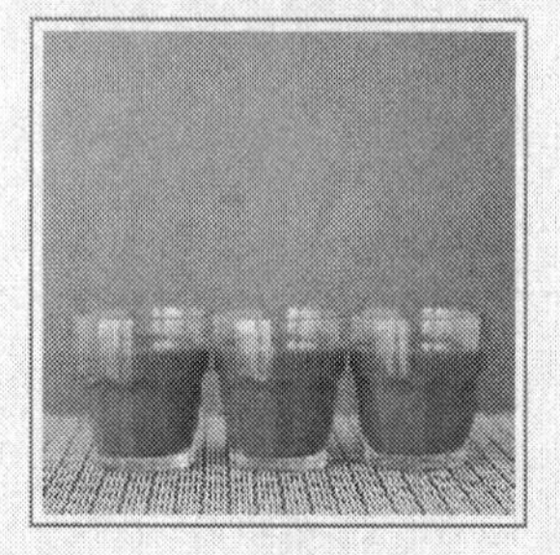

8 carottes

1 orange

Jus verts :

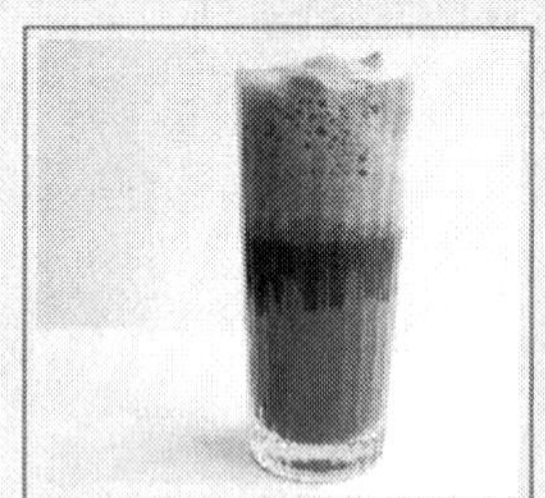

1 concombre

2 branches de céleri

Une grosse poignée d'épinards

1 pomme verte

Jus orange :

1 pamplemousse

1 orange

½ ananas pelé

Jus vert :

3 poires

3 branches de céleri

1 poignée de persil

1 poignée d'épinards

Jus vert :

5 pommes vertes

1 citron épluché

Jus vert :

2 pommes

4 poignées d'épinards

1 concombre

4 branches de céleri

1 citron épluché

Jus vert :

10 feuilles de kale

2 gros concombres

1 bulbe de fenouil

4 poires

4 branches de céleri

Jus rouge :

8 tomates

2 gros concombres

4 branches de céleri

2 poivrons rouges

¼ d'oignon rouge

Basilic, persil et citron vert

Jus orange :

10 carottes

2 branches de céleri

1 pomme verte

Les quantités de liquide :

Il y a un minium de liquide à consommer chaque jour.

4 à 6 verres de jus frais (un verre de 50 cl)

2 litres de liquide supplémentaires consistant en eau (chaude et froide), eau de coco, tisane, bouillon de légume ou d'os.

Cela peut se résumer à : ¼ de litre d'eau chaude avec un trait de citron, le matin au réveil

2 verres d'eau de coco (en tout ½ litre)

4 verrez d'eau (1 litre en tout)

1 bol de tisane le soir (1/4 de litre)

Plus vous aurez de symptômes de détox (mal de tête, vertige) plus vous devrez boire et avoir recours à des lavements intestinaux.

A quoi ressemble un jour de jus ?

Au levé : buvez une grosse tasse d'eau chaude additionnée d'un trait de jus de citron

Faites vous un litre de jus rouge ou orange et gardez en la moitié pour plus tard

Matinée : buvez un bon demi litre d'eau de coco

Midi : faites vous un litre de jus vert et gardez en la moitié pour plus tard

Après midi : le deuxième jus orange ou rouge du matin

Soir : le deuxième jus vert, et en dessert, un jus orange ou rouge

Avant d'aller au lit : une tisane

Durant la journée : beaucoup d'eau.

Le plan mixte : jus plus plats.

C'est la solution à adopter si vous ne souhaitez pas maigrir.

Avec ce plan vous diminuerez les risques de maux de tête, la faim, la fatigue des premiers jours du plan jus.

Dans ce plan, vous devez consommer au minimum

- **2 jus frais de 500 ml chaque** : un pour le matin, un pour l'après midi.
- 1.5 litres d'eau chaude ou froide, ou de bouillon.

Vos plats seront sous la forme de salades, soupes, légumes à la vapeur, fruits entiers.

Les règles de la salade :

- 10 à 12 grandes feuilles de salade au choix

- Légumes assortis, au moins 4 : ¼ de concombre, 1 branche de céleri, ½ carotte, ½ tomate, du choux rouge, un radis, ¼ d'oignon, ½ avocat.

Pour la vinaigrette, **choisissez vos ingrédients** : huile d'olive, vinaigre de cidre bio, citron, moutarde bio, huile de noix, huile de noisette, huile de sésame, gingembre râpé, sel, poivre.

Des herbes (et des algues ijiki), des graines (sésame, courge, tournesol), des noix assorties pour garnir.

Au bout de 10 jours (ou plus), ne vous arrêtez pas brutalement.

Durant la première semaine :

- Remettez vous à manger, progressivement, c'est à dire, **alternez les jus et les fruits et légumes entiers, tels que et en salade.**

- **Consommez des protéines** sous forme de noix, amandes, noix de cajou, noisettes, brésil, pécan etc…

- **Ajoutez doucement des grains entiers**, tels que riz, teff et quinoa

- **Consommez de petites quantités et plus souvent**.

Evitez les produits laitiers, les viandes rouges, et surtout, le sucre et autres produits sucrés.

CHAPITRE 33

La semaine de détox du foie

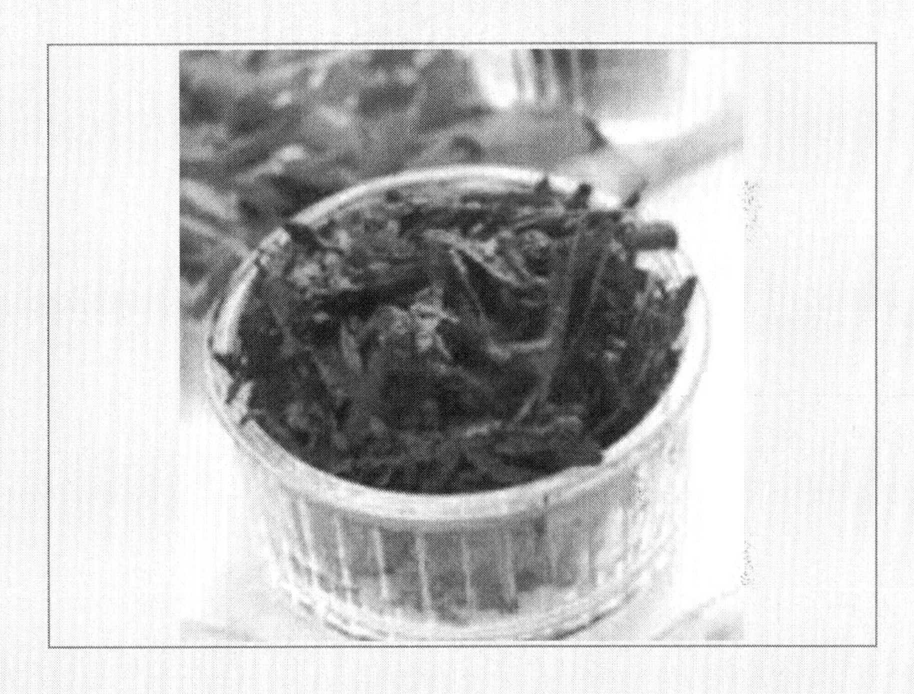

Semaine de détox du foie

La veille, préparez de la salade de betterave râpée assaisonnée au jus de citron, huile d'olive, ail écrasé, persil haché.

Au lever

Buvez une **tasse d'eau chaude additionnée d'un trait de jus de citron**

• Disons que vous vous êtes levé(e) à 7heure du matin.

7h15, buvez un verre de jus de légume :

• un morceau de concombre,

• 3 carottes, une betterave,

• une branche de céleri,

• une poignée de persil,

• un petit morceau de gingembre frais

• et une moitié de citron.

8h15, petit déjeuner selon les principes du régime du foie, en ajoutant une belle salade de fruits (sauf melon).

exemple :

Massez vous le ventre avec un mélange d'huiles pour le foie.

9h15, avalez **deux cuil à soupe de salade de betterave**

10h45, faites vous une **tisane de menthe poivrée.**

11h15, mangez à nouveau **deux cuil à soupe de salade de betterave**

Pour le déjeuner

12h30

Privilégiez les salades composées et les protéines non grasses.

Privilégiez les salades à la betterave (c'est une cure...)

14h, prenez deux cuil à soupe de salade de betterave.

16h, faites vous un verre de jus de légume avec si possible, de la spiruline en poudre que vous y aurez ajouté.

16h30, avalez vos deux cuillères de salade de betterave

17h30, prenez une tasse de tisane à la menthe poivrée.

18h30, prenez vos deux cuillères de salade de betterave

Pour le repas du soir

Choisissez vous un plat dans la liste des recettes à base de betterave.

CHAPITRE 34

Détox et grossesse

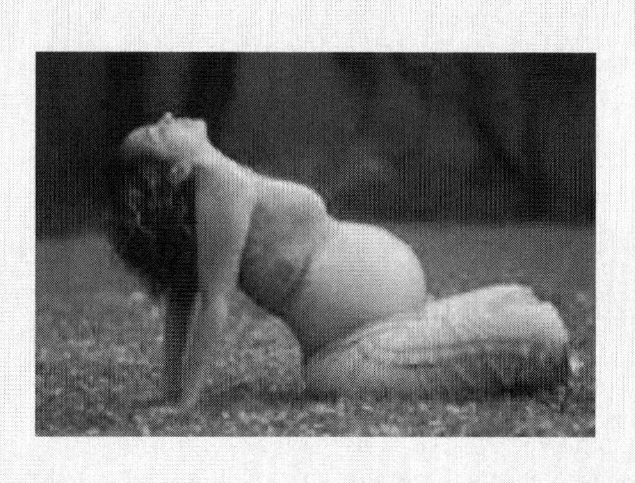

La grossesse est une des meilleures périodes de la vie d'une femme pour développer une candidose, c'est à dire, subir une surpopulation de candida albicans.

Cette infection fongique interne fait chuter l'immunité, intoxique l'organisme et surtout, favorise le développement de divers déséquilibres dont on peut a alors du mal à se débarrasser : mycoses vaginales et infections urinaires.

C'est le genre d'infection que votre médecin va essayer de soigner avec des antibiotiques, ce qui ne va que favoriser les rechutes durant votre grossesse.

Mais surtout, **vous voulez éviter de transmettre cette candidose à votre bébé** qui va commencer sa vie avec une succession d'infections respiratoires, digestives, dermatologiques, et pour vous, des nuits compliquées en perspectives.

Une des meilleurs façons d'éviter la candidose malgré une grossesse revient simplement à éviter certains ingrédients et en privilégier d'autres.

Voici des recettes très nourrissantes qui vous aideront à soulager votre foie et limiter vos risques de stimuler la croissance du candida.

Le Granola aromatique du matin

Si vous êtes accro aux céréales, comme c'est souvent le cas durant la grossesse, évitez au maximum les cochonneries hyper-sucrées du commerce. Vous avez ici une recette archi-simple, dont vous vous servirez aussi après, et surtout, pour vos enfants.

Il vous faut :

7 tasses de flocons d'avoine, 1 tasse de noix grossièrement hachées, 1 tasse de noix de coco non sucrée râpée, 1/2 tasse de graines de lin, 1/2 tasse d'huile de pépin de raisin, 1/2 tasse de sirop d'érable, 1 cuil à café de cannelle, 1 cuil à café de vanille, une ou deux gouttes d'HE de cannelle ou orange.

Faites chauffer le four à 120 degrés C.

Dans un grand saladier mélangez tous les ingrédients (sauf l'HE) puis les étaler sur une plaque à pâtisserie chemisée d'un papier cuisson.

Mettez au four 30 mn.

Laissez refroidir, ajouter vos gouttes d'HE, remuez bien, puis versez dans un bocal hermétique.

Vous pouvez y ajouter des canneberges et des cerises sèches (sans sucre). C'est le meilleur copain du yaourt nature.

Tajine de lentilles

500 g de lentilles vertes

1 petite boite de tomates concassées

2 petits poivrons rouges

2 oignons

Huile d'olive, bouillon de poule maison

1 c. à café de curcuma et deux gouttes d'HE de curcuma

1 c. à café de cumin en poudre

Une bonne poignée de coriandre hachée

Fleur de sel de Guérande ou sel rose de l'Himalaya

Réalisation :

Epluchez les oignons, coupez-les en fines rondelles, videz les poivrons de leurs pépins et de leur partie blanche.

Mettez une casserole en fonte à chauffer, ajouter un trait d'huile d'olive et quand celle-ci est chaude, faites-y revenir les oignons.

Ajoutez ensuite les poivrons et les tomates et laissez cuire encore quelques minutes en remuant.

Ajoutez les lentilles dans la casserole sur votre préparation avec les épices et le poivre. Ajoutez du bouillon de poule jusqu'à recouvrir largement les lentilles.

Amenez à ébullition puis laissez mijoter une vingtaine de minutes. Après ce temps, vérifiez la cuisson, ajoutez une bonne quantité de sel et vérifiez la cuisson et le goût. Ajoutez alors votre HE de curcuma. Servez aussitôt avec du riz ou du quinoa.

Tofu à la japonaise

un bloc de tofu soyeux/crémeux

1 cuiller à soupe de gingembre frais râpé ou une goutte d'HE de gingembre diluée dans un peu d'huile d'olive

1 cuiller à soupe de bonite ou thon séché et râpé

1 cuiller à soupe d'oignons verts découpés en rondelle

1 cuiller à soupe de sauce soja/soya (shôyu)

Réalisation :
Préparez vos ingrédients. Déposez sur de petites assiettes individuelles ou dans de petits bols, une portion de tofu (attention, sa manipulation est délicate).

Garnissez avec la bonite, le gingembre, l'oignon vert et la sauce soja/soya et servez aussitôt avec du riz chaud.

Le sorbet coco-ananas

250 ml de lait de coco (maison ou en boite)

1 ananas frais, pelé et coupé en cubes

1 cuil. à café d'un produit à index glycémique bas (stévia, xylitol, sirop d'agave)

1 cuil à café d'extrait de vanille et 1 goutte d'HE de citron diluée dans un peu de lait de coco.

3 cuil. à soupe d'huile de noix de coco

Extraire le jus de l'ananas avec une centrifugeuse, et réserver 3 cuil à soupe de pulpe.

Ajouter suffisamment de jus d'ananas au lait de coco pour obtenir un total de 75 cl (3/4 de litre). Si vous manquez de liquide, complétez avec un peu d'eau.

Ajouter les autres ingrédients, et mixer le tout dans un blender ou à l'aide d'un mixer-plongeur.

Versez en sorbetière et faites prendre.

Minestrone printanier

2 gousses d'ail pelées et émincées.

2 cuil à soupe de ciboulette

2 cuil à soupe d'huile d'olive

1 poireau émincé

1 carotte pelée coupée en rondelles

Une belle poignée de vert de blettes émincé

1.5 litre de bouillon de légumes

150 g de petites pâtes sans gluten (au riz)

Basilic frais et 1 goutte d'HE de basilic.

Faire chauffer l'huile d'olive dans une grande casserole.

Y faire fondre les poireaux et l'ail.

Ajouter les blettes puis le bouillon et les carottes. Porter à ébullition, ajouter les pâtes puis mijoter une dizaine de minutes jusqu'à ce que les pâtes soient cuites.

Rectifiez l'assaisonnement avec sel et poivre puis servez la soupe garnie de basilic frais.

Salade asiatique au poulet

2 blancs de poulet sans la peau

Une poignée de feuilles de coriandre fraiche

Les tiges d'un bouquet de coriandre

Un oignon vert émincé

Un oignon moyen épluché piqué de deux clous de girofle.

250 g de pois gourmands

3 petits bok choy tranchés finement

1 concombre en cubes

2 cuil à soupe de vinaigre de cidre bio

2 cuil à soupe d'huile de coco

1 cuil à soupe d'huile de sésame

1 cuil à soupe de gingembre râpé

et une goutte d'HE de gingembre

Mettre une casserole d'eau salée à bouillir. Ajouter le poulet, les tiges de coriandre et l'oignon piqué de deux clous de girofle.

Pocher le poulet 20 minutes ou jusqu'à cuisson complète.

Retirer le poulet de l'eau et le remplacer par les pois gourmands. Restaurer l'ébullition et cuire 1 minute. Retirer les pois et les rincer sous l'eau froide.

Trancher finement le poulet et le verser dans un saladier avec les feuilles de coriandre, l'oignon vert, les pois gourmands, le bok choi et le concombre émincés.

Faire la sauce avec huile, l'HE, vinaigre et gingembre puis verser le tout sur la salade.

CHAPITRE 35

Arômes de prévention pour les enfants

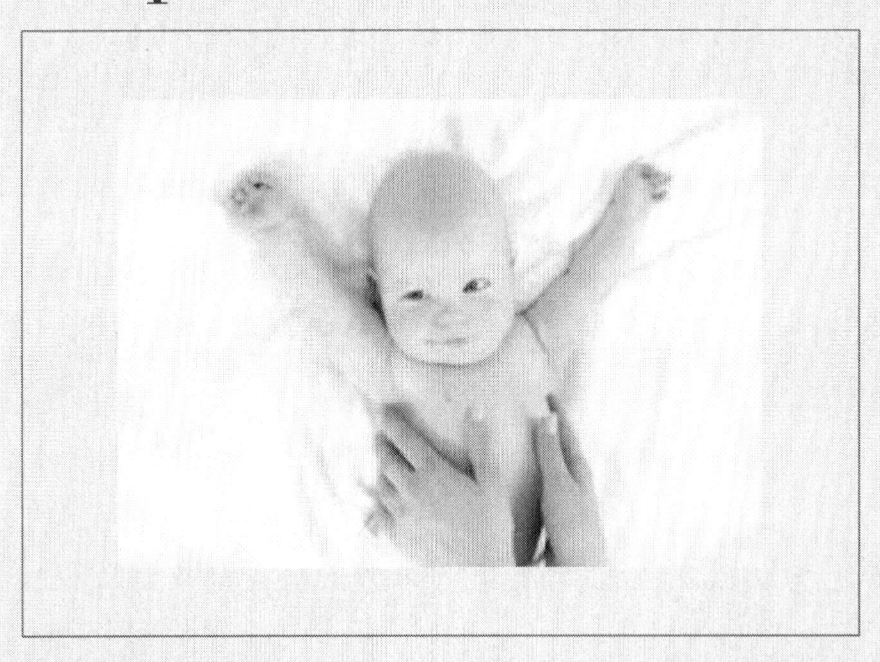

Tous les parents ne sont pas nécessairement égaux en tout, mais j'ai remarqué que les nouveaux parents ont une chose en commun : cette sensation d'être dépendants du pédiatre pendant une bonne année après la naissance de leur enfant et de ne pas oser ou savoir utiliser les huiles essentielles pour le soulager de problèmes souvent bénins.

Ils ne comprennent peut être pas tout en ce qui concerne le système immunitaire de leur bébé, mais ils savent une chose : il faut vacciner, de cette façon le système immunitaire du bébé sera bien fort et il ne tombera jamais malade.

Bon, je ne vais pas me lancer maintenant dans les détails de la polémique relative au débat sur la survaccinatin des enfants (quand même plus de 20 durant les deux premières années de vie), mais comme il semble que la notion d'anticorps soit une généralité plutôt bien comprise du grand public, on va l'utiliser pour faire comprendre le fonctionnement des huiles essentielles.

Un exemple :

Guillaume est un garçon de 12 ans qui souffre depuis plusieurs années d'inflammation des amygdales.

Cette infection récurrente a été à chaque fois traitée par antibiotiques, mais les amygdales continuent malgré tout à s'inflammer régulièrement, et Guillaume voudrait bien en finir une bonne fois pour toutes.

• C'est en général à ce moment qu'on fini par s'intéresser à l'aromathérapie.

Et là, on se rend compte qu'en 4 jours de traitement simple par massage de la gorge, l'inflammation disparait…pour ne plus réapparaitre en deux ans.

L'action des huiles dure longtemps dans l'organisme allez-vous me dire.

Oui, certes, mais pas à ce point là.

Par contre, ce qui est vérifié et reconnu, c'est que les principes actifs des huiles essentiels réveillent les propres moyen de défenses de l'organisme.

C'est ce qu'on appelle un enrichissement du terrain, ou un renforcement immunitaire : le corps n'est plus aussi vulnérable, il a créé de nouveaux anticorps et surtout, une tendance à l'alkalinité interne qui le rendent moins séduisant pour servir de nid au développement d'une pathologie.

Il y a aussi que les huiles agissent au niveau émotionnel et parviennent ainsi à rendre l'individu moins prône à se laisser envahir par un problème qu'il avait coutume de subir.

En effet, l'odeur qui titille l'odorat n'est pas anodine émotionnellement.

L'odorat est un sens qui peut avoir un grand impact sur certaines fonctions du corps, et particulièrement chez le bébé qui vient de naître.

• Les enfants naissent avec un merveilleux odorat : après quelques jours, un bébé peut reconnaitre sa mère à l'odeur.

Il a appris à associer l'alimentation, le confort, la chaleur et la sécurité à cette odeur particulière qui est celle de sa mère. Toute sa vie, l'odeur de sa mère aura sur lui un effet apaisant.

De même, certaines huiles essentielles sont dotées de vertus hypnotiques sur les individus, grands et petits, et il suffit parfois pour eux d'en percevoir l'odeur pour que l'effet qui y est attaché se produise.

C'est pour cela qu'à la naissance d'un bébé, nous l'aidons à passer le cap de la vie utérine vers le monde extérieur en lui posant sur le front une goutte de l'huile des grands changements de la vie : Frankincense (encens d'oliban).

• Pendant les 3 jours qui suivent sa naissance, le bébé va vivre harmonieusement cette transition grâce à cette huile des grandes transitions : il va profiter de ses principes actifs apaisants et régénérants, si bien que plus tard, lorsqu'il aura à passer un cap important de sa vie (un déménagement, un changement d'école, quitter ses parents, son mariage) Frankincense,(ou peut -être tout simplement son évocation), lui procurera exactement le même apaisement, le même ressourcement intérieur.

Cette technique est bien utile lorsqu'on veut utiliser les services d'une baby sitter : mettre une goutte de Frankincense sur le poignet de la personne la rendra tout de suite beaucoup plus acceptée, familière au bébé.

Certaines huiles essentielles sont des favorites chez les bébés :

Huile essentielle de citron
Huile essentielle de mandarine
Huile essentielle de néroli
Huile essentielle orange
Huile essentielle de bergamote

• Lavande et camomille sont un peu plus fortes, on peut les introduire un peu plus tard.

• Frankincense, et rose otto possèdent de merveilleuses notes de base dont l'action profonde sur les sens invite à la relaxation physique et émotionnelle.

Tout ça pour dire qu'avec les huiles essentielles nous avons la possibilité d'éduquer nos enfants en leur apprenant à associer les beaux moments de leur vie avec des odeurs agréables.

Mais il ne faut pas négliger pour autant l'aspect thérapeutique de l'utilisation des huiles essentielles.

Comme je le disais plus haut, les bébés ont leurs préférences : autant les utiliser pour associer le plaisir au bien-être.

Lorsque je donne un massage aux huiles essentielles à une femme enceinte, son bébé réagit toujours, c'est normal. Mais lorsqu'on habitue un bébé à certaines huiles essentielles, dès la naissance, elles deviennent un puissant outils d'action sur son comportement, son bien être, son sentiment de sécurité.

Et je ne parle pas de l'intérêt qu'il y a à le soigner avec des substances d'une efficacité insurpassée mais d'une innocuité incomparable qui de plus soutiendra son immunité. Alors, huiles essentielles ou médicaments?

Comme je le disais plus haut, les bébés ont leurs préférences : autant les utiliser pour associer le plaisir au bien-être.

Toutes les huiles essentielles doivent être appliquées diluées sur la peau, sauf la lavande, l'arbre à thé et le géranium (excepté s'il s'agit d'un massage bien sûr).

La dilution d'une HE dans une huile de base varie en fonction de l'âge et du poids.

Pour un bébé de moins d'un an, la dilution de base est de une goutte d'HE dans une cuil à soupe d'huile de base (5ml). Si vous souhaitez utiliser plus d'une HE, ajoutez 5 ml d'huile de base proportionnellement aux gouttes d'HE. Vous pouvez garder le mélange obtenu dans un flacon en verre fumé fermé, conservé à l'abri de la lumière et de la chaleur.

Jusqu'à 10 ans, la dilution est de 3 gouttes d'HE dans 5ml d'huile de base.

1: L'orange douce, Citrus aurantium

On l'utilisera en cas de constipation, d'indigestion, de gastro-antérite, de nausées, d'anxiété ou de difficulté à se calmer.

L'orange s'associe bien au Frankincense (états nerveux), au Gingembre (nausées), au Citron (indigestion), à la rose otto (anxiété).

2. La mandarine – Citrus réticulata

Elle a en gros les mêmes propriétés que l'orange sur le système digestif, mais elle va un peu plus loin en ce qui concerne le système nerveux car elle va aider les enfants hyper actifs, hyper excitables, insomniaques et dont les nerfs lâchent facilement dans des crises de nerf.

La mandarine se mélange bien avec la bergamote (digestion), la camomille romaine (nervosité, insomnie) et la rose otto (anxiété, déprime, chocs émotionnels).

3. Le citron – Citrus limonum

Cette HE va vous servir en cas de fièvre et d'infections de toutes sortes.

C'est un stimulant du système immunitaire et de l'activité hépatique, alors dès que votre bébé montre des signes de faiblesse, que votre aîné a rapporté la cochonnerie que tous les gamins se refilent à l'école et qu'il va gentiment la partager avec le petit, faites leur à tous un massage à base d'huile essentielle de citron.

Le citron se mélange bien avec la lavande, le thym, le cyprès, l'eucalyptus, l'arbre à thé (infections respiratoires, toux, états grippaux), le gingembre et l'orange (problèmes digestifs).

4. La bergamote – Citrus bergamia

Ce tonic du système digestif est aussi bien utile pour les infections de la peau dont l'origine est nerveuse (eczéma, psoriasis, bouton de fièvre).

N'hésitez pas à l'utiliser sur un bébé hyperactif et insomniaque, ou au contraire si il est apathique et dépressif.

La bergamote se mélange bien avec la mandarine (hyperactivité), la camomille romaine, la lavande (nervosité), la marjolaine et le thym (voies respiratoires, toux).

5. Le thym – thymus vulgaris

Voici un de mes antiseptiques favorit, efficace mais doux, anti-inflammatoire, purifiant et stimulant. Il est obligatoire dans la chambre d'un malade, en diffusion.

Le thym est l'HE de la toux, des infections des bronches, de la gorge rouge, de la sinusite, du rhume.

Elle se mélange bien avec la bergamote, la lavande, le thym et le romarin.

6. L'arbre à thé – Melaleuca alternifolia

Une huile à avoir absolument en grandes quantité à la maison, elle peut s'utiliser telle quelle, pure, sur un bobo, une piqure, en cas de rhume, elle a sa place dans le sac, comme une mini trousse à pharmacie.

C'est un des meilleurs stimulants du système immunitaire, tout en étant antiseptique, anti-virale et très anti-fongique.

Je l'utiliser pour fabriquer le rince bouche familiale, quelques gouttes dans un grand flacon d'eau, avec une goutte d'HE de menthe poivrée et une goutte d'HE de cannelle.

C'est l'HE anti-bouton, anti-infection urinaire, anti-otite, anti-gingivite, anti-bronchite, anti piqûre d'insecte, et infections fongiques en tous genres.

Elle se mélange bien avec la lavande, le citron et la marjolaine.

7. La Rose otto – Rosa damascena ou centifolia

Elle est très chère, d'accord, mais si vous pouvez vous la procurer, faites le car elle offre un large spectre d'action surtout en cas de dépression, de choc psychologique, de panique, d'allergie inexpliquée.

Avec la lavande et l'arbre à thé, c'est l'autre huile essentielle "tout en un".

Nous l'appelons "l'amour inconditionnel en bouteille".

Elle se mélange bien avec Frankincense (dépression, asthme), mandarine (nervosité), orange (digestion).

8. Le Romarin – Rosmarinus officinalis

Contrairement à la Rose otto, cette huile aux multiples talents est bon marché et donc, à inclure absolument à votre pharmacopée.

Bien qu'elle soit analgésique et antispasmodique, je l'emplois plutôt pour son action stimulante sur le foie et la vésicule biliaire, donc pour tous les problèmes digestifs, ainsi que pour les infections respiratoires, depuis la bronchite jusqu'aux symptômes de grippe (inclus les courbatures, la fatigue, les maux de tête).

Le Romarin se mélange bien avec la lavande, l'eucalyptus et le thym.

9. La marjolaine – Origanum marjorana

C'est l'huile des petits ventres nerveux, ceux qui souffrent de colique, de douleur abdominale, de diarrhée de flatulence ou d'indigestion.

Elle est aussi utile en cas de difficultés respiratoires, de toux, bronchites, hyperactivité, anxiété ou de rêverie incontrôlée.

Elle se mélange bien avec la bergamote (hyperactivité), la camomille romaine (digestion, colique), l'arbre à thé (sinusite).

10. La lavande – Lavandula angustifolia

Encore une HE qui sert à tout!

Par contre je voudrais faire une mise en garde : ne la confondez pas avec le Lavandin, et assurez vous que votre lavande est une lavande fine, ou vraie, de Provence ou de Bulgarie. Aujourd'hui la demande dépasse de loin la production mondiale et il est fréquent de tomber sur une lavande coupée, reconstituée chimiquement, voir synthétique.

Donc, bio ou pas bio n'est pas le plus important dans ce cas, c'est l'origine qui prévaut, la garantie de pureté.

La lavande peut être utilisée pure sur la peau, elle ne pique pas sur une brûlure, sur une piqure d'insecte (surtout de guêpe), elle calme les démangeaisons (varicelle), elle aide à la cicatrisation de la peau (mélangée à la crème oxyde de zinc pour les fesses), elle purifie le linge dans l'eau de rinçage, elle fait sécher les petits boutons, elle apaise le soir, dans l'eau du bain diluée dans du lait….et elle est bonne pour les problèmes respiratoires.

Je la mets dans le sac de mes enfants lorsqu'ils partent en excursion avec l'école ou dans un pays étranger. Dans l'avion, quelques gouttes sur le siège pour assainir l'atmosphère et calmer les nerfs…

La lavande se mélange bien avec le thym, le romarin, l'eucalyptus et l'arbre à thé (rhume), la bergamote, la camomille et le citron.

11. L'eucalyptus – Eucalyptus smithii

L'eucalyptus est un antiseptique général versatile et efficace.

Mais assurez vous de la variété que vous achetez : vous trouverez sans doute plus facilement l'Eucalyptus globulus, mais il est très souvent rectifié chimiquement pour augmenter sa teneur en cinéole, et donc indésirable pour les enfants.

Smithii est le seul qui puisse être utilisé sans risque sur un petit.

Il est aussi très efficace pour soulager les poitrines congestionnées, les crises d'asthme et aider à respirer.

Il se mélange bien avec la lavande, le citron et le romarin.

12. Le gingembre – Zingiber officinale

C'est un peu l'HE de l'hiver car elle réchauffe les extrémités froides, elle fait circuler le sang, assèche la production de mucus, elle tonifie les muscles mais surtout, elle soulage les petits ventres des douleurs abdominales, coliques, flatulences ou diarrhées.

Une autre utilisation bienvenue est son action contre le mal des transports : il suffit de renifler le flacon de temps en temps ou d'en masser un peu la poitrine d'un petit qui souffre dans la voiture ou l'avion.

Cette HE se mélange bien à l'orange et au citron.

13. Le frankincense – Boswellia thurifera ou carteri

Cette HE est l'un des ingrédients indispensable à mon mélange anti-asthme des enfants : citron, frankincense, cèdre de l'atlas (cedrus atlantica).

Mais surtout, comme je le dis plus haut, c'est l'HE des grands changements de la vie, des infections des voies respiratoires, et du stress émotionnel.

En tant que parent, elle peut vous être d'un grand secours pour vous sortir du surmenage nerveux ou physique souvent provoqué par la somme de travail et de patience accumulées lorsqu'on s'occupe d'adorables petits monstres.

L'Encens d'oliban se mélange bien avec le citron et le gingembre (voies respiratoires), l'orange (surmenage nerveux) et la rose otto (chocs émotionnels, surmenage, dépression).

14. La Camomille romaine – Chamaemelum nobile

L'ingrédient clé de toutes les camomilles est le Chamazulène, un agent fortement anti-inflammatoire et cicatrisant.

Analgésique et sédative, cette huile est à avoir sous la main en cas de bobos en tous genres pour calmer à la fois les nerfs et la douleur.

De plus, la camomille est l'huile de la digestion des bébés, très douce et très efficace, elle les calme nerveusement (ce qui est souvent à l'origine des problèmes de tension dans le ventre) en même temps qu'elle les soulage des coliques, diarrhées, indigestions ou pertes d'appétit.

N'hésitez pas aussi à l'utiliser pour soigner les dermatites (eczéma, psoriasis), les insomnies et les maux de tête.

La camomille se mélange bien à la bergamote, la lavande, la mandarine et la marjolaine.

Vous disposez maintenant de 14 huiles essentielles bien aimées des bébés et enfants, à vous de vous lancer pour créer des mélanges à la fois puissants et agréables.

Gardez à l'esprit que les HE sont synergistiques. Lorsque deux ou trois sont associées dans un même mélange, leurs effets sont bien plus grands que ceux des huiles utilisées séparément. En effet, lorsque vous les mélangez, vous créez une huile unique, un nouveau matériel qui donnera un bien meilleur résultat.

La cuisine anti-toxicité des enfants

Je ne pense pas être la seule mère qui ai été obligée d'avoir recours à toute mon imagination pour que mes enfants mangent ce dont ils ont besoin sans le savoir...et surtout, pour qu'ils évitent de s'intoxiquer.

Très tôt, mes enfants se sont rendus compte qu'ils ne mangeaient pas la même chose que leurs petits copains. Le pire était lorsque les autres enfants venaient à la maison jouer et qu'au moment du gouter ils ne voulaient pas toucher à ce que je leur proposais parce qu'ils ne savaient pas ce que c'était. Cela jette un froid, surtout lorsque ce sont des tranches d'ananas frais ou des crêpes.

Donc, j'ai du très tôt donner l'impression à mes enfants que je leur faisais la même cuisine (locale, américaine) que leurs copains. J'ai bien dis : donner l'impression. Donc, tout améliorer. Pourquoi? Parce qu'il était hors de question que je les intoxique avec des produits tout prêts, trop sucrés et vides de nutriments.

Voici quelques idées dans lesquelles j'ai en plus ajouté le pouvoir des huiles essentielles.

Yaourt maison

1 litre de lait cru (vache, chèvre) entier

3 cuil à soupe de yaourt nature (sans additifs...bio)

Confiture, miel, sirop d'érable, fruits secs, quelques gouttes d'HE de rose, citron, orange, bergamote...

Un thermomètre à sucre

Une fois que vous aurez gouté à du yaourt au lait cru, vous ne toucherez plus à un yaourt du commerce. Ce yaourt est extrêmement nourrissant, crémeux et délicieux.

Vous allez amener le lait à une température de 43 degrés C, ce qui lui conservera ses enzymes et vitamines tout en le rendant propre à la consommation.

Laissez la température du lait retomber à 34 degrés C, de façon à ce qu'il ne vous brule pas le dos de la main.

Là, ajoutez lui le yaourt et battez le tout avec un fouet pour bien répartir le yaourt dans le lait. Ajoutez deux gouttes d'une HE de votre choix, et le tour est joué!

Parce que le lait n'est pas homogénéisé, la crème va remonter à la surface, versez le lait dans les pots d'une yaourtière, ou dans un récipient que vous pouvez placer dans un four préchauffé quelques minutes puis éteint, pendant 8 heures. Si vous vivez dans un environnement sec, vous aurez besoin de plus de temps.

Un yaourt au lait cru a une consistance plus liquide qu'un yaourt au lait pasteurisé, tout simplement parce que la pasteurisation endommage les protéines du lait ce qui favorise une texture plus épaisse.

Si vous souhaitez obtenir un yaourt épais, passez le à travers une étamine et conservez le petit lait qui est une véritable mine à nutriments.

Vous allez considérablement augmenter la valeur nutritionnelle de vos plats si vous leur ajoutez le petit lait issu de la fabrication de yaourts au lait cru.

Voici quelques idées :

- Remplacez l'eau de votre pain au levain par du petit lait.
- Mettez-en dans l'eau de cuisson du riz

• Faites tremper votre riz et haricots secs dans le petit lait (pour une meilleure digestion et absorption) à raison d'une cuil à soupe par 250 ml d'eau de trempage.

• Complétez ou remplacez le vinaigre de vos assaisonnements à salade avec le petit lait.

«Riz sauté» de chou fleur à l'indienne hyper nourrissant

Une façon facile de donner plus de protéines à un enfant difficile ou qui mange peu, tout en lui donnant son compte en légumes. C'est sans doute la simplicité de ce plat qui plait tant aux enfants...mais vous pouvez le faire varier avec vos légumes préférés. Convient bien aux allergiques qui ne peuvent pas manger de riz (puisque ce plat n'en contient pas).

Pour 4 personnes :

1 chou fleur moyen

4 blancs d'oeuf ou l'équivalent en tofu ferme égoutté

1 cuil à soupe d'huile de coco

1 oignon moyen haché

Un assiette creuse de légumes assortis coupés menu et passé à la vapeur, ou de petits pois (il y a des légumes assortis congelés et hâchés qui vous simplifient la vie)

2 gousses d'ail

3 tiges d'oignon vert

4 cuil à soupe de tamari

Sel. Curcuma en poudre (ou 2-3 gouttes d'HE de curcuma)

Prélevez les bouquets du chou fleur, coupez les en deux et placez le tout dans un mixer avec juste assez d'eau pour les couvrir. Mixez jusqu'à ce que votre chou soit réduit à l'état de petites miettes grosses comme des grains de riz. Egouttez les grains de choux dans une passoire et gardez l'eau pour une soupe plus tard.

Dans une grande poêle, versez l'huile dans laquelle vous allez faire sauter l'ail et les tiges d'oignon vert coupées fines, sur feu vif. Ajoutez alors vos légumes (partiellement décongelés) et faites les sauter 3 minutes. Ajoutez alors le tamari, le sel et le curcuma (au gout).

Déplacez les légumes sur un coté de la poêle et versez les blancs d'oeufs légèrement battus dans le coté vide. Laissez prendre légèrement les oeufs, puis ajoutez y les légumes. C'est là que vous allez ajouter le «riz» de chou fleur.

Mélangez bien le tout, baissez la température, couvrez et laissez cuire, en remuant fréquemment, jusqu'à ce que les grains de chou fleur soient al dente.

Ajoutez alors deux ou trois gouttes d'HE de Curcuma et remuez bien, si vous voulez profiter des propriétés anti-oxydantes de l'épice.

Servez chaud, tel que ou en accompagnement de poulet grillé, en garniture de feuilles de salade roulées et trempées dans une sauce au yaourt à la menthe.

Curry aux oeufs et aux oignons

Décidément, les indiens nous offrent des recettes vraiment intéressantes. Ce curry est économique et très simple à préparer, mais surtout, il est très nourrissant, bourré d'anti-oxydant, très digeste et rentre même dans la catégorie des recettes anti-candida. Une bonne façon d'ouvrir l'appétit des enfants à autre choses qu'aux nuggets de poulet trempés dans la ketchup.

Ingrédients :

250 ml de yaourt grec (ou égoutté) ou normal, au lait cru.

2 cuil à soupe de farine de pois chiche

250 ml d'eau

1 cuil à café de poudre de curcuma et 2 gouttes d'HE de curcuma

sel

1 cuil à soupe d'huile de coco vierge extra

1 cuil à soupe de Guee (fait maison ou acheté), ou beurre

1 cuil à café de graines de cumin

1 gros oignon émincé

2 gousses d'ail

2 cuil à café de poudre de curry indien

8 oeufs durs

Battre le yaourt au fouet avec la farine de pois chiche, le curcuma et le sel.

Ajoutez l'eau et remuez bien.

Dans une poêle, faits chauffer le guee (ou le beurre), ajoutez le cumin, l'oignon et l'ail. Faites sauter jusqu'à ce que l'oignon soit tendre.

Ajoutez la mixture au yaourt progressivement sur feu moyen. Si le yaourt fait des grumeaux en cuisant, ça n'est pas grave.

Ecalez les oeufs pendant que la sauce mijote (une vingtaine de minutes).

Ajoutez les oeufs dans la sauce et laissez mijoter 5 minutes de plus. Ajoutez alors l'HE de curcuma, hors du feu.

Garnissez de feuilles de coriandre fraiche et servez avec du riz Basmati nature.

Muffins à la pizza

Si vous êtes comme moi à la recherche de nouvelles façons de leur faire manger quelque chose d'irrésistible et qui change un peu, j'ai la recette qu'il vous faut.

Le muffin à la pizza c'est le croisement entre le gâteau (qui n'en est pas un) et la pizza. C'est surtout un bon moyen de contourner la pâte à pizza quand on cherche à éviter le gluten, tout en faisant au final quelque chose qui ne leur donnera pas l'impression que vous leur avez encore fait un truc «sain» alors que c'est mieux quand ça ne l'est pas. Bref, la feinte n'est pas là où ils ne la voient pas.

Ingrédients :

250 g de farine sans gluten au choix (on vend des mélanges tous faits dans le commerce) ou d'épeautre semi-complète (plus intéressante que le blé).

1 sachet de levure chimique

1 cuil à café d'origan sec et 1 goutte d'HE d'origan

1 cuil à café de sel

100 g de parmesan râpé

200 ml de yaourt grec

50 ml de lait (amande, riz, chèvre, vache cru)

4 blancs d'oeufs (ou deux oeufs)

50 g d'huile de coco liquide

Une belle poignée de légumes à pizza : poivrons en dés, champignons frais hâchés, olives noires hachées, tomates cerise coupées en deux, courgettes râpées.

50 ml de sauce tomate,

100 g de mozzarella râpée.

Préchauffez le four à 200 degrés C.

Dans un grand bol, assemblez tous les ingrédients secs. Ajoutez-y le parmesan. Dans un autre bol, mélangez ensemble les ingrédients liquides (et l'huile essentielles si vous en voulez) puis versez-les sur les autres ingrédients en les remuant doucement avec une spatule en silicone.

Ajoutez alors les dés de légumes au choix. Ce sera une pâte bien compacte.

Prenez une cuillère à glace automatique et prélevez des boules de pâte que vous allez déposer dans des moules à muffins garnis de caissettes en papier.

Versez un peu de sauce tomate sur chaque boule de pâte, et parsemez le tout d'un peu de mozzarella.

Mettez au four environ 20 mn, ou jusqu'à ce qu'un cure dent ressorte sec de la pâte.

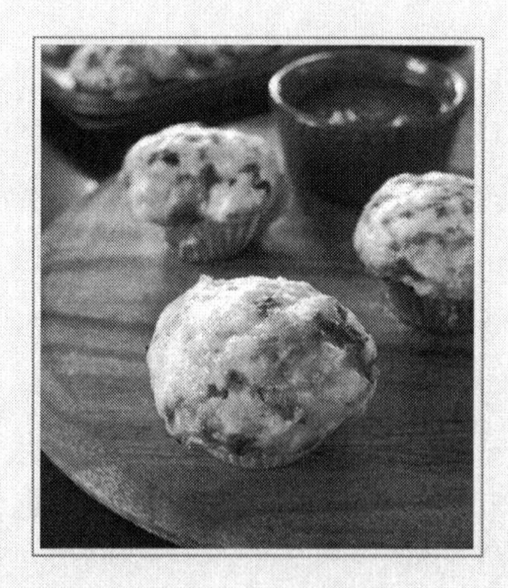

Le brownie «red velvet» à la betterave.

Personne ne l'a jamais su! Si vous ne leur dites pas, ils ne le sauront pas. Ici aux Etats Unis, on trouve un gâteau au chocolat qui s'appelle «red velvet», ou velours-rouge. La pâte au chocolat contient un colorant rouge qui lui donne une teinte très typique et qui plait beaucoup aux enfants. Et bien, ces brownies à la betterave contiennent leur colorant naturel qui leur donne en plus un intérêt nutritionnel qui dépasse de loin celui d'un «red velvet» classique. Et puis, il y a la satisfaction de leur faire manger de la betterave sans qu'ils le sachent...

Ingrédients :

Deux grosses betteraves cuites épluchées

100 g de beurre (ou d'huile de coco) fondu

150 g de sucre de coco (ou de xylitol)

1 cuil à café de vanille

4 blancs d'oeufs

100 g de farine (épeautre, riz, mélange sans gluten)

4 cuil à soupe de cacao non sucré

2 cuil à soupe de graines de lin moulues (si vous en avez)

100 g de mini pépites de chocolat

2 gouttes d'HE de cannelle

Préchauffez le four à 180 degrés C.

Coupez les betteraves en petits cubes et réduisez-les en purée dans un mixer.

Dans un grand bol, faites une crème en mélangeant le beurre (ou l'huile de coco) avec le sucre. Ajoutez la vanille et les blancs d'oeuf petit à petit.

Ajoutez la purée de betterave et l'HE de cannelle.

Dans un autre bol, assemblez la farine, les graines de lin et le cacao.

Versez le tout dans le mélange à la betterave et ajoutez-y les pépites de chocolat.

Versez la pâte dans un moule anti-adhésif carré et mettez au four 30 mn.

Laissez refroidir, démoulez, et coupez le gâteau en carrés.

Si vous voulez vraiment «les faire succomber plus vite» sans se poser trop de question, saupoudrez le tout d'un voile de sucre glace.

Comment peut-on y résister?

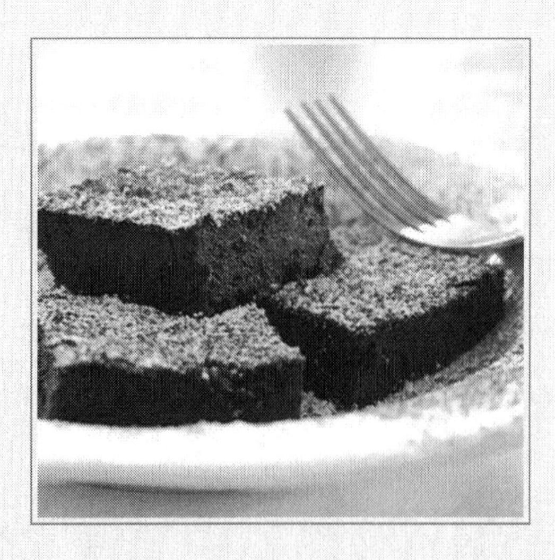

Recette des "chocolate chips cookies"

- 250 g de jus de cane évaporé (sucanat)
- 150 g de beurre à température ambiante
- 2 blancs d'oeufs légèrement battus
- 1 cuil. à café d'extrait de vanille
- 1 boite 1/4 de pois chiches
- un sachet de pépites de chocolat noir
- 200 g de farine bise ou un mélange sans gluten
- 50 g de flocons d'avoine ou de flocons de riz
- 50 g de noix hachées

Dans une terrine, crémer le beurre avec le sucanat et la vanille à l'aide d'un fouet, ajouter les blancs d'oeufs, bien mélanger.

Remplacer le fouet par une spatule en silicone et verser les pois chiches dans le mélange au beurre, les pépites, les noix, puis la farine et les flocons.

Préparez une plaque allant au four en la chemisant d'un silpat en silicone ou d'une feuille de papier cuisson, mettre le four à chauffer à 180 degrés.

A l'aide d'une cuillère à glace automatique, prélever de belles boules de pâte et déposez les sur la plaque pas trop près les unes des autres.

Vous pouvez les aplatir légèrement avec le plat des doigts avant de les enfourner.

La durée de cuisson dépend de si vous les aimez mous ou croquants!

Cela va de 10 à 15 mn.

Cookies avoine et raisin

220 g de farine de riz entier ou un mélange sans gluten

150 g de flocons d'avoine

4 belles cuillerées à soupe de miel

1 cuil à café de cannelle en poudre

4 belles cuil à soupe de jus de pomme concentré

2 belles cuil à soupe de compote de pomme

2 cuil à café d'extrait de vanille

une belle poignée de raisins secs

3 blancs d'oeufs légèrement battus

Préchauffez votre four à 180 degrés.

Dans une terrine, fouettez légèrement le miel avec le jus concentré, la compote, la vanille et les blancs d'oeufs.

Dans une autre terrine, combinez la farine, l'avoine, la cannelle et les raisins secs.

Versez ce mélange dans l'autre et mélangez avec une spatule juste assez pour en faire une pâte. Ne travaillez surtout pas le mélange.

Avec la cuillère à glace, prélevez de la pâte et poser des petits tas sur une plaque recouverte de silpat ou de papier cuisson.

Faire cuire les biscuits 12 mn, ou plus si vous les aimez plus croquants.

Cookies à la figue

Des cookies reminéralisants au calcium et au magnésium

2 belles cuil. à soupe de Tahin (pâte de sésame)

2 cuil. à soupe d'huile d'olive

2 cuil. à soupe de miel

5 cuil à soupe de flocons d'avoine

3 cuil à soupe de germe de blé

1 cuil à soupe de lait en poudre (facultatif)

4 belles figues sèches trempées dans l'eau une nuit puis coupées en petits morceaux

4 cuil à soupe de graines de tournesol

Mélanger les ingrédients mouillés puis leur ajouter les ingrédients secs à la spatule en silicone.

Faire tomber des petits tas sur une plaque recouverte de silpat et faire cuire 12 à 15 mn jusqu'à ce que les biscuit aient une jolie couleur.

Petite barre cacahuète et chocolat

La barre énergétique maison irrésistible et sans cuisson qu'on peut facilement proposer à des enfants accros au chocolat

4 cuil. à soupe de beurre de cacahuète

4 cuil. à soupe de miel

4 cuil. à soupe de graines de tournesol, ou de noix et noisettes concassées

4 cuil. à soupe de noix de coco râpée non sucrée

3 belles tasses de rice Krispies

une tablette de chocolat à pâtisserie.

Tout mélanger dans un grand bol, sauf le chocolat.

Verser en tassant sur un silpat ou une feuille de papier cuisson et former un carré d'une épaisseur d'environ 4 cm.

Faire fondre le chocolat concassé au bain marie, et le verser en filet sur le carré en faisant des rayures.

Faire prendre le tout au frigo pendant une bonne heure, puis découper des barres de la taille d'une barre aux céréales.

Les envelopper dans du papier film et les conserver au frigo jusqu'à l'assaut final des gloutons en culottes courtes.

CHAPITRE 36

Aromathérapie du travail sur vous

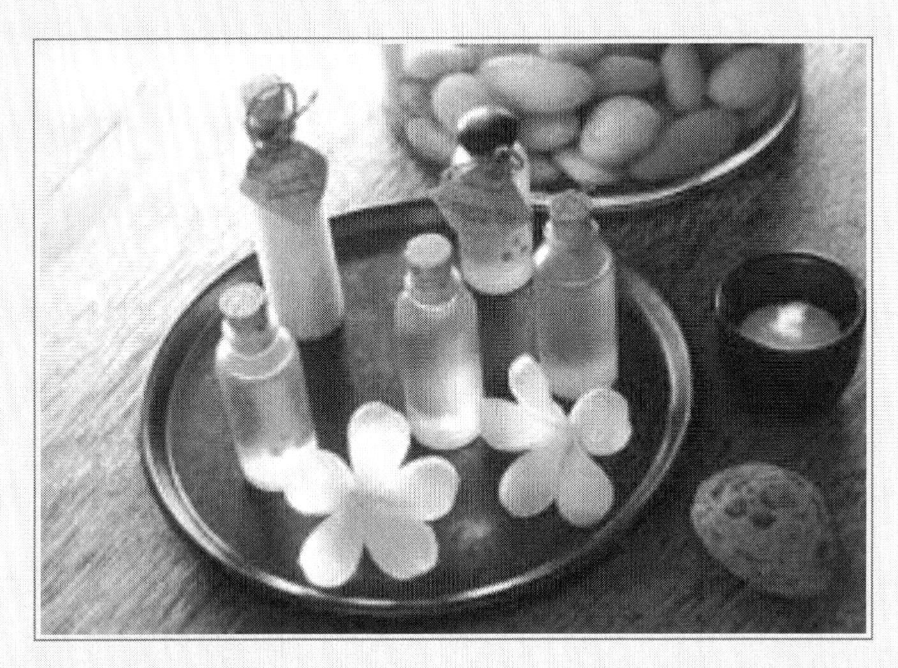

De plus en plus nombreux sont ceux qui entreprennent un travail sur eux même.

Dans le cas de l'auto-immunité, c'est obligatoire.

Il y a diverses façon de vous y mettre, et appliquer ce dont je parle dans ce livre est déjà un beau début!

Voici de quoi vous y aider.

Sachez que, comme toute personne qui entreprend un travaille sur elle même, vous êtes sur le point de vivre des changements, des transitions, des petites ou grosses crises qu'il vaut mieux bien gérer dès le départ.

L'aromathérapie peut être bien utile dans ce cas là.

C'est pourquoi, je vous ai mijoté ici un petit récapitulatif de certains outils qu'il fait bon avoir sous la main et utiliser largement.

Tout d'abord, la résistance.

Dans toute situation où il y a changement, il y a résistance parce que stress. Changer est stressant.

En dehors de tous les efforts que vous allez faire pour gérer ce stress, vous allez aussi profiter du pouvoir des huiles essentielles pour vous faciliter les choses.

Vous résistez au changement : l'huile essentielle de sauge sclarée (salvia sclarea) dissout la rigidité mentale et aide à lâcher prise.

Gardez en un flacon dans votre poche et respirez la régulièrement…

Si vous manquez de confiance en vous et d'amour propre

Utilisez les huiles essentielles qui **détoxifient vos émotions et vous protègent émotionnellement** comme

- la rose otto (rosa damascena),
- les graines de carottes (daucus carota)
- et l'angélique racine (angelica archangelica).

La meilleure façon d'en profiter reste d'en mettre **une goutte de chaque dans une cuil à café d'huile de base** (huile d'amande douce par exemple) et de vous en masser les avant-bras matin et soir jusqu'à ce que vous vous sentiez mieux dans votre peau.

Si vous avez des problèmes de concentration à cause de vos tensions, faites vous le mélange suivant (à masser sur votre poitrine avant d'aller travailler) :

Dans une cuil à café d'huile de base, faites tomber

2 gouttes de vétiver (vetivera zizanoides).

3 gouttes de romarin (rosmarinus officinalis)

En rentrant chez vous le soir, **nettoyez vous des énergies négatives**.

Faites vous couler un bain, et juste avant d'y tremper, versez-y le mélange suivant : dans un verre de lait, ajoutez

3 gouttes de géranium (pellargonium asperum)

et 2 gouttes de genièvre (juniperus communis)

Facilitez une nuit réparatrice de votre système nerveux.

Faites diffuser au choix, une des huiles essentielles suivantes :

Pin sylvestre (pinus sylvestris)

Litsée citronnée (litsea cubeba)

Néroli (citrus aurantium aurantium)

Vous savez que vous avez des choix à faire.

Prendre des décisions pour remplacer vos mauvaises habitudes par celles qui vont être bonnes pour vous. Pas facile.

Pour y voir plus claire, **placez une goutte d'une des huiles essentielles suivantes à la saignée de vos poignets** et respirez les régulièrement :

• Patchouli (pogostemon cablin)

• Thym (thymus vulgaris)

• Pin sylvestre (pinus sylvestris)

Votre identité peut aussi vous apparaître sous un nouveau jour…mais ça n'est pas toujours évident.

Pour vous aider à adopter une nouvelle perception de votre identité, rester fort(e) et motivé(e) dans vos transformations, voici des huiles à diffuser sur votre lieu de vie :

• Encens d'oliban (boswellia thurifera)

• Cyprès toujours vert (cupressus sempervirens)

• Basilic exotique (ocimum basilicum)

De même, **ancrer de nouvelles habitudes de votre nouvelle vie** est souvent stressant.

Voici les huiles essentielles qui vont vous y aider

• Poivre noir

• Cèdre de l'atlas

• Livèche

Contentez vous de respirer souvent celle qui vous plait le plus.

CHAPITRE 37

Encore plus de recettes pour tous

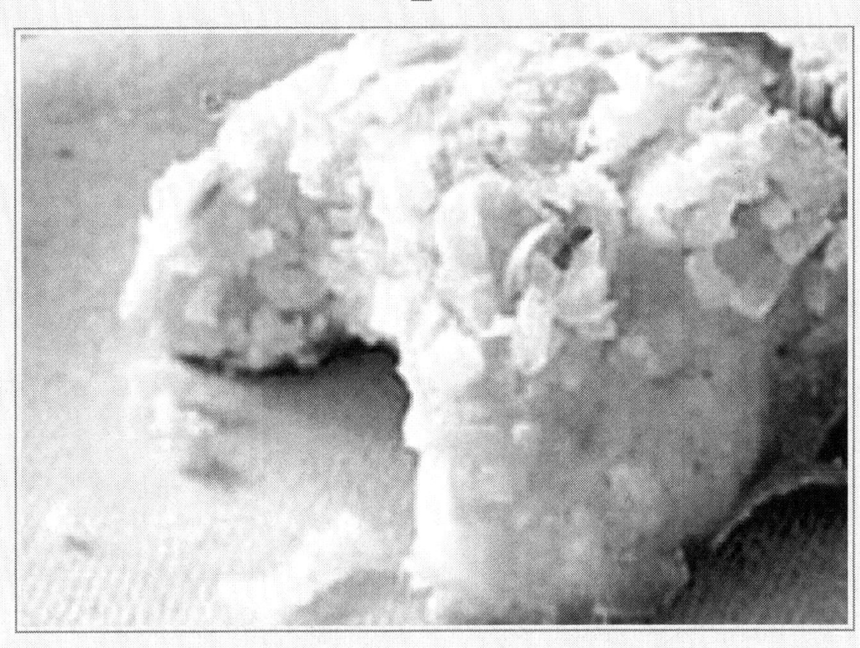

Paillassons de patates douces et leur yaourt fruité

Pour 12 personnes :

- 4 poires épluchées et coupées en tranches fines

- 500 g de patates douces

- un oeuf

- 1 cuil à soupe de sucanat (sucre de cane évaporé)

- 1 cuil à soupe de miel (fleurs, lavande, acacia...)

- des épices au choix : badianes, cannelle en poudre, vanille gratée...

- 4 cuil à soupe d'huile de coco (à défaut, de beurre)

- 250ml de yaourt nature (de chèvre ou brebis de préférence)

Dans une petite poêle, versez en cuil à soupe d'huile de coco et le miel que vous faire fondre sur feu moyen. Ajoutez les tranches de poire, les épices de votre choix et laissez cuire 3 minutes ou jusqu'à ce que les poires soient cuites.

Pendant ce temps, pelez et râpez les patates douces à la grille moyenne et ajoutez-y le sucanat et l'œuf battu.

Dans une poêle anti-adhésive, faites chauffer l'huile de coco sur feu moyen. Prélevez une petite louche de patate douce râpée et la déposer en galette de la taille de la paume de la main dans la poêle. Faites cuire environ une minute et demi de chaque coté, jusqu'à ce qu'elle soit bien dorée, puis transférez-là sur un papier absorbant. Procédez de même avec le reste de patate râpée.

Servez les galettes par deux garnies d'une cuillerée de yaourt (sucré ou non avec du miel) et par dessus, de tranches de poires épicées.

Servez chaud au brunch ou au petit déjeuner.

Petite soupe d'avocat

L'avocat est une autre façon de faire baisser le mauvais cholestérol et d'aider votre organisme à mieux absorber les vitamines A, D, E et K (de bonnes dents, de bons os, la vision, la coagulation).

- 2 grains d'ail
- 3 avocats bien murs
- 3 cuil à soupe de jus de citron vert
- 500 ml de lait d'amande ou de riz
- 1 poignée de coriandre fraiche grossièrement hachée
- 1 pincée de cumin
- 1 grosse pincée de sel
- 1 oignon haché
- 2 cuil à soupe d'huile d'olive
- 2 cuil à soupe de yaourt de brebis ou de chèvre
- une poignée de graines germées

Dans un blender, versez la moitié du lait, le jus de citron vert, le cumin, la coriandre, le sel, l'ail et la chair des avocats.

Mixez bien le tout.

Dans une casserole sur feu moyen, faites chauffer l'huile d'olive et faites y fondre l'oignon pendant 5 mn.

Ajoutez le reste du lait et amenez à frémissement.

Ajoutez-y la mixture à l'avocat, rectifiez l'assaisonnement, versez dans des tasses et garnissez d'une cuillerée de yaourt et de quelques graines germées.

Feuilles d'endive à la betterave

La betterave crue, additionnée de jus de citron, d'ail et de persil est une délicieuse arme de détox du foie. Usez et abusez en...

8 petites betteraves crues

2 gousses d'ail pelées

1 citron pressé

3 cuil à soupe d'huile d'olive

200 g de fromage de chèvre frais

1 poignée de noix grossièrement hachées

1 poignée de feuilles de mesclun

1 poignée de persil plat

24 feuilles d'endive

Sel, poivre du moulin

Épluchez et râpez les betterave à la grille fine. placez les dans un grand saladier, arrosez les de jus de citron, d'huile d'olive, ajoutez l'ail et le persil hachés, les feuille de mesclun, les noix et des billes de fromage. Déposez une cuillerée de cette salade dans chaque feuille d'endive et servez les à l'apéritif ou en entrée.

Pesto à l'épinard et tartine de sardine

Les épinards, si vous ne les laissez pas tremper dans l'eau et si vous les mangez rapidement après cuisson, vous aiderons à maintenir une pression artérielle équilibrée, à protéger vos yeux, votre peau et votre coeur.Par contre la sardine, riche en oméga 3, c'est celle qui vous remonte quand vous êtes stressé et fatigué...alors, les deux ensemble...surtout quand c'est bon, c'est obligatoire!

- 500 g de pousses d'épinards rincées
- 2 gousses d'ail écrasées
- 1 poignée de pignons
- 3 cuil à soupe de parmesan râpé
- 50 ml d'huile d'olive
- le zeste d'un citron
- une boite de sardines à l'huile d'olive
- tranches de pain de seigle au levain toastées

Mixer ensemble les épinards, l'ail, les pignons, le parmesan et le zeste. Ajoutez l'huile et salez au gout.

Servez tartiné sur des tranches de pain et surplombé de morceaux de sardine. Arrosez de jus de citron avant de servir.

Crackers de Sarrasin, crus

Ces crackers se fabriquent avec un déshydrateur. Ils sont anti-inflammatoires, anti-oxydants et vegan.

3 tasses de graines de sarrasin

1 tasse de graines de lin moulues

2 gouttes d'HE de curcuma

½ cuil à café de cumin en poudre

1 cuil à café de sel

½ tasse d'huile d'olive

5 gousses d'ail

Faites tremper les graines de sarrasin une nuit puis laissez les germer pendant un jour et demi en les rinçant souvent.

Dès que les graines sont germées, versez les dans un robot mixer avec le reste des ingrédients. Mixez le tout pour obtenir une pâte collante.

Etalez cette pâte sur les plaques de votre déshydrateur, saupoudrez de vos graines favorites (chia, cumin etc…) et mettez à déshydrater à 46 degrés C pendant 2 heures. Retournez les et continuez 3 ou 4 heures de plus.

Une fois froids, ces crackers se conservent dans une boite étanche pendant un bon mois. Mais c'est à la sortie du "four" qu'ils sont les meilleurs

Pain aux graines. Sans sucre, sans produits laitiers, sans gluten.

¾ de tasses de beurre d'amandes à température ambiante

1 cuil à soupe de nectar d'agave

1 goutte d'HE de curcuma

4 oeufs

¼ de tasse de poudre d'amande

¼ de tasse de poudre d'arrowroot (ou de fécule de pomme de terre)

1 cuil à café de sel

½ cuil à café de bicarbonate de soude

1 cuil à café de graines de lin moulues

½ tasse de graines de tournesol

½ tasse de graines de sésame

½ tasse de graines de courge

½ tasse de pistaches crues (non salées)

1 tasse de dates dénoyautées, trempées dans l'eau chaude 15 mn et hachées

Préchauffez le four à 160 degrés C. Chemisez un moule à cake avec du papier cuisson.

Dans un grand bol, mélangez le beurre d'amande et le nectar d'agave. Ajoutez y les œufs, puis les amandes, l'arrowroot, le sel, le bicarbonate et les gaines de lin. Y ajouter le mélange de beurre d'amandes. Avec une spatule en silicone, ajoutez les graines, les pistaches et les dates hachées. Versez le tout dans le moule préparé. Mettez à cuire 50 à 60 mn puis laissez refroidir complètement avant de le trancher.

Wok de légumes (à varier selon ce qu'il y a dans votre frigo)

Pour 4 personnes environ, ou deux très gourmandes

- 1 Patate douce
- 1 Poivron rouge
- 1 Poivron jaune
- 1 Aubergine (de taille moyenne)
- 1 Oignon (de taille moyenne)
- 1 Tomate
- 1 poignée de pousses d'épinards ou de kale grossièrement haché
- 100g de Champignons de Paris émincés
- 1 c. à café de Graines de Coriandre (à concasser au mortier)
- 1 c. à café de cumin en poudre
- 1 c.à s. de Curcuma
- 3 c.à s. d'Huile de coco vierge

Laver et peler la patate douce puis la découper en julienne.

Rincer les poivrons, enlever la tige et les graines à l'intérieur puis découper en julienne.

Peler et découper l'oignon finement.

Rincer la tomate et la découper en petits morceaux.

Rincer l'aubergine, enlever les extrémités puis la découper la en julienne

Mettre 3 c.à s. d'huile de coco à chauffer dans le fond du wok à feu moyen fort. Ajouter les graines de coriandre. Lorsque celles ci commencent à sauter (3 ou 4'), retirer le wok du feu pour ajouter le curcuma et le cumin, bien remuer à la cuillère en bois.

Ajouter alors l'oignon, les poivrons puis remuer, couvrir et remettre sur le feu. Baisser un peu le feu (feu moyen).

Environ 7 à 8' après (l'oignon et les poivrons ont commencé à se ramollir) ajouter la patate douce. Remuer de temps en temps et recouvrir.

Ajouter les aubergines 5' après, remuer et couvrir.

Ajouter les champignons 10' après, puis encore 7 à 8' après la tomate et la courgette. Remuer régulièrement et recouvrir.

Au bout de quelques minutes supplémentaires (5' à 7'), saler et poivrer selon votre goût.

En fin de cuisson, ajouter les épinards et remuer vivement le temps de les faire juste tomber.

Selon que vous aimez les légumes "al dente" (croquants) ou pas, vous pouvez arrêter ou prolonger un peu la cuisson.

Cookies aux amandes (sans sucre, sans produits laitiers, sans gluten)

2 tasses d'huile de coco

1 tasse de xylitol

2 oeufs

1 cuil à café d'extrait de vanille

2 gouttes d'HE de citron

2 tasses de farine de pois chiches

1 tasse de farine de riz

1 tasse de fécule de pomme de terre

2 cui à soupe de gomme de guar

2 cuil à café de levure chimique (sachet rose)

Faire une crème avec l'huile de coco et le xylitol.

Ajouter les œufs un par un en battant bien au fouet. Ajouter les arômes puis les ingrédients secs avec une cuillère en bois.

A l'aide d'une cuillère à glace automatique, prélever des boules de pâtes et les poser sur une plaque garnie d'un silpat (ou d'une feuille de papier cuisson)

Les aplatir légèrement avec les doigts puis les mettre à cuire au four (160 degrés C) 10 à 12 minutes.

Pain de maïs aux canneberges

1 tasse de farine de riz brun

1 tasse de polenta (semoule de Maïs)

½ tasse de xylitol

1 tasse ¼ de lait d'amande

½ tasse de beurre fondu

2 gouttes d'HE d'orange ou de mandarine

½ tasse de nectar d'agave

2 gros œufs

1 tasse de noix hachées

1 tasse de canneberges sèches (si possible non sucrées)

Chemiser un moule à cake avec du papier cuisson. Mettre le four à chauffer à 160 degrés C.

Mélanger d'un coté les ingrédients secs et de l'autre battre légèrement les ingrédients liquides.

Verser les ingrédients secs dans les ingrédients liquides et les incorporer délicatement à la cuillère en silicone. Ajouter les noix et les canneberges. Verser la pâte dans le moule chemisé. Mettre à cuire une bonne heure, jusqu'à ce que le pointe d'un couteau ressorte sèche du centre du pain.

Laisser refroidir complètement avant de servir.

C'est un pain qui se conserve très bien dans un torchon. Très reminéralisant et anti-inflammation. Se mange tel que au goûter ou au petit déjeuner.

Pappardelle de courgette et suprêmes de poulet à l'ail.

Recette anti-candida très fraiche, simple à réaliser.

500 g de courgettes

2 gousses d'ail

4 suprêmes de poulet avec la peau

1 cuil à soupe d'huile d'olive

2 cuil à soupe d'eau

1 belle botte de basilic frais

2 goutes d'HE de basilic.

Raser les courgettes avec un épluche légume pour obtenir de long rubans.

Ecraser les gousses d'ail.

Couper les suprêmes en 3 dans le sens de la longueur.

Les assaisonner avec sel et poivre du moulin.

Mettre l'huile à chauffer dans une sauteuse et y faire revenir le poulet sur la peau d'abord, pendant une bonne quinzaine de minutes au total.

Retirer le poulet et le remplacer par l'ail écrasé, puis l'eau pour déglacer. Ajouter les rubans de courgette et les faire tomber rapidement sur feu vif. Hors du feu, ajouter l'huile essentielle de basilic dans les courgettes, et bien remuer avant de déposer le poulet par dessus. Saler et parsemer de basilic émincé.

Cake aux amandes

Sans beurre, sans sucre, sans gluten

250 g d'amandes en poudre

6 gros œufs

1 tasse de xylitol

2 gouttes d'HE de citron

2 gouttes d'HE d'orange

Battre les jaunes d'œufs, les huiles essentielles et le xylitol à grande vitesse pendant 5 mn.

Incorporer les amandes dans le mélange aux œufs, puis, délicatement, les blancs en battus en neige ferme, ajoutés en trois fois.

Verser la pâte dans un moule à cake chemisé de papier cuisson et cuire à 160 degrés C pendant environ 40 mn, ou jusqu'à ce qu'une pointe de couteau enfoncée au milieu du gâteau ressorte sèche.

Laisser refroidir avant de démouler.

CHAPITRE 39

Sources et index des recettes

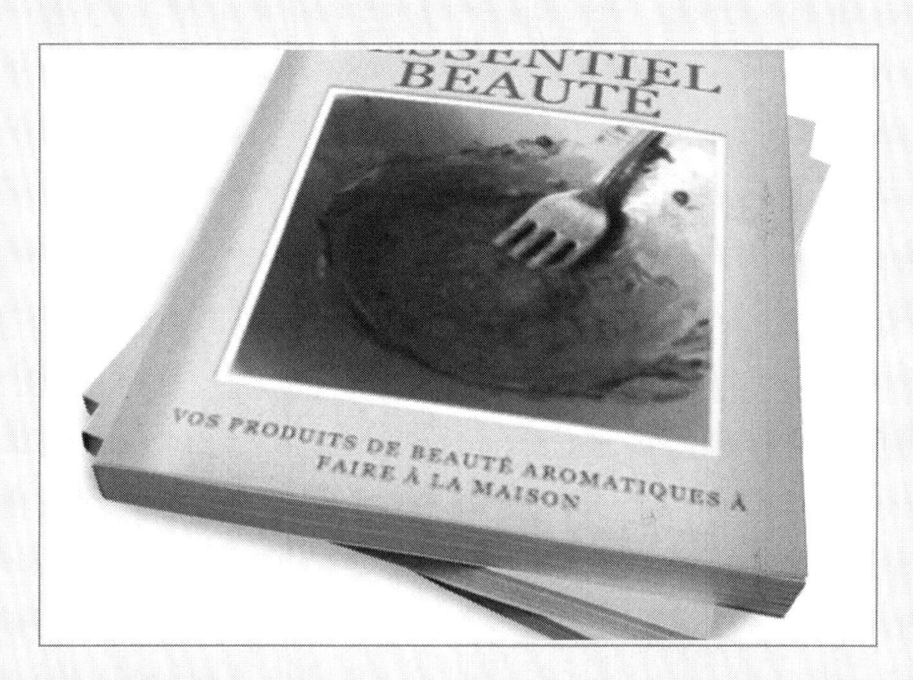

Voici de quoi vous faciliter la vie pour vous procurer tout ce dont vous avez besoin!

Une liste de matériel, d'ingrédients et de livres, avec leurs liens d'accès direct et surtout, la liste des recettes.

Le matériel de base de la détox

Sac à lavement du colon : http://www.amazon.fr/PIC-SOLUTION-BOCK-LAVEMENT-SOUPLE/dp/B00AV55ACC/ref=pd_sim_hpc_1?ie=UTF8&refRID=1Q6RZZVF5BPWT9J5GP4J

Kit à hydrothérapie : http://www.amazon.fr/Irrigation-colon-lavement-autonome-standard/dp/B00JEYVJ8A/ref=sr_1_1?ie=UTF8&qid=1426605396&sr=8-1&keywords=kit+nettoyage+colon

Xantis : http://www.xantis.fr/blog/hygiene-intestinale-n13

Imupro : http://www.intolsante.com/

Analyse minérale : http://bioligofrance.com/oligotherapie/l-analyse-minerale-des-cheveux

Germoir : http://www.amazon.fr/Kiepenkerl-Germoir-pour-graines-germ%C3%A9es/dp/B000PH9APE/ref=sr_1_cc_3?s=aps&ie=UTF8&qid=1427490485&sr=1-3-catcorr&keywords=germoir+%C3%A0+graines

Graines à germer : http://www.amazon.fr/Germline-Graines-prot%C3%A9ines-lentilles-f%C3%A9nugrec/dp/B0052T6NTG/ref=sr_1_cc_9?s=aps&ie=UTF8&qid=1427490485&sr=1-9-catcorr&keywords=germoir+%C3%A0+graines

Sels d'epsom : http://www.amazon.fr/Westlab-Ltd-Sels-dEpsom-5Kg/dp/B003V9PCQ4/ref=sr_1_2?s=hpc&ie=UTF8&qid=1427490576&sr=1-2&keywords=sels+d%27epsom

huile de ricin :
http://www.amazon.fr/Huile-V%C3%A9g%C3%A9tale-Ricin-Press%C3%A9e-Froid/dp/B008NA5L9E/ref=sr_1_1?s=hpc&ie=UTF8&qid=1427490618&sr=1-1&keywords=huile+de+ricin

Gel d'aloé :
http://www.amazon.fr/Gel-dAloe-Vera-Pure-1kg/dp/B00AERFZVI/ref=sr_1_3?s=hpc&ie=UTF8&qid=1427490654&sr=1-3&keywords=gel+d%27alo%C3%A9+vera

Huile de coco : http://www.huiles-et-sens.com?a_aid=a32e44fe

Huiles de base : http://www.huiles-et-sens.com?a_aid=a32e44fe

Beurre de cacao : http://www.huiles-et-sens.com?a_aid=a32e44fe

Beurre de karité : http://www.huiles-et-sens.com?a_aid=a32e44fe

Argile :
http://www.amazon.fr/Now-Foods-Bentonite-Clay-Powder/dp/B001MXM1OM/ref=sr_1_fkmr0_2?s=hpc&ie=UTF8&qid=1427490779&sr=1-2-fkmr0&keywords=bentonite+purifi%C3%A9e

Tahitian Noni Juice :

Centrifugeuse :
http://www.amazon.fr/gp/bestsellers/kitchen/3457175031/ref=sr_bs_1

Blender :
http://www.amazon.fr/Tristar-BL-4430-Blender-avec-Verre/dp/B003DZ0EZK/ref=sr_1_10?s=kitchen&ie=UTF8&qid=1427490881&sr=1-10&keywords=mixer

Yourtière :
http://www.amazon.fr/Andrew-James-Yaourti%C3%A8re-Digitale-Capacit%C3%A9/dp/B00P7QQKQ0/ref=sr_1_13?s=kitchen&ie=UTF8&qid=1427490926&sr=1-13&keywords=yaourti%C3%A8re

DVD de yoga :
http://www.amazon.fr/Yoga-energisant-avec-rodney-yee/dp/B004LO5EL6/ref=sr_1_cc_1?s=aps&ie=UTF8&qid=1427490985&sr=1-1-catcorr&keywords=DVD+rodney+yee

DVD de Qi gong
:http://www.amazon.fr/Qi-Gong-D%C3%A9couverte-Exercices-Tai/dp/B000O76C38/ref=sr_1_1?s=dvd&ie=UTF8&qid=1427491034&sr=1-1&keywords=dvd+qi+gong

DVD de méditation
:http://www.amazon.fr/M%C3%A9diter-le%C3%A7ons-pleine-conscience-inclus/dp/2501068297/ref=sr_1_cc_1?s=aps&ie=UTF8&qid=1427491118&sr=1-1-catcorr&keywords=dvd+meditation+jon+kabat+zin

DVD de pilates
:http://www.amazon.fr/10-Minute-Solution-Pilates-anglais/dp/B000BW7ICA/ref=sr_1_22?s=dvd&ie=UTF8&qid=1427491173&sr=1-22&keywords=dvd+pilates

Diffuseur d'huiles essentielles :
http://www.amazon.fr/Humidificateur-ultrasonique-Diffuseur-essentielles-humidificateur/dp/B00LXRA9AK/ref=sr_1_1?ie=UTF8&qid=1427491221&sr=8-1&keywords=diffuseur+d%27huiles+essentielles

Flacons à mélanges et autre petit matériel :
http://www.huiles-et-sens.com?a_aid=a32e44fe

Vinaigre de cidre non filtré :
http://www.amazon.fr/Bragg-vinaigre-cidre-biologique-%C2%ABm%C3%A8re

%C2%BB/dp/B001I7MVG0/ref=sr_1_2?ie=UTF8&qid=1427491291&sr=8-2&keywords=vinaigre+de+cidre+non+pasteuris%C3%A9

Chlorella :
http://www.amazon.fr/Solgar-Chorella-520-G%C3%A9lules-V%C3%A9g%C3%A9tales/dp/B000US24TC/ref=sr_1_9?s=hpc&ie=UTF8&qid=1427491320&sr=1-9&keywords=chlorella

Green magma :
http://www.amazon.fr/s/ref=nb_sb_ss_i_0_8?__mk_fr_FR=%C3%85M%C3%85%C5%BD%C3%95%C3%91&url=search-alias%3Dhpc&field-keywords=green%20magma&sprefix=green+ma%2Chpc%2C229

Psyllium :
http://www.amazon.fr/T%C3%A9gument-Psyllium-poudre-v%C3%A9g%C3%A9tal-additif/dp/B00LM9TYSC/ref=sr_1_3?s=hpc&ie=UTF8&qid=1427491415&sr=1-3&keywords=psyllium+blond+bio

Bétaine HCL :
http://www.amazon.fr/Lamberts-B%C3%A9ta%C3%AFne-HCl-Pepsine-comprim%C3%A9s/dp/B003TEO6N6/ref=sr_1_3?s=hpc&ie=UTF8&qid=1427491444&sr=1-3&keywords=b%C3%A9taine+hcl+%2B+pepsine

Huiles essentielles chez Huiles et Sens :
http://www.huiles-et-sens.com?a_aid=a32e44fe

Sur Clubequilibrenaturel.com :

L'Equilibre anti-Candida :
http://www.clubequilibrenaturel.com/programme-anti-fongique/

140 recettes anti-Candida
http://www.clubequilibrenaturel.com/programme-anti-fongique/140-recettes-anti-candida/

Comment soigner vos douleurs émotionnelles :
http://www.clubequilibrenaturel.com/comment-soigner-vos-douleurs/

L'Essentiel de l'Equilibre :
http://www.clubequilibrenaturel.com/manuel-aromatherapie-holistique/

Vos produits de beauté aromatiques; Essentiel beauté (le livret à télécharger gratuitement) :
http://www.clubequilibrenaturel.com/media/produits-aromatiques.pdf

Index des recettes

Printed by Amazon Italia Logistica S.r.l.
Torrazza Piemonte (TO), Italy